oekom

Herausgegeben vom oekom e. V. – Verein für ökologische Kommunikation

LQ6

www.blauer-engel.de/uz195
- ressourcenschonend und umweltfreundlich hergestellt
- emissionsarm gedruckt
- überwiegend aus Altpapier

Dieses Druckerzeugnis ist mit dem Blauen Engel ausgezeichnet.

Bibliografische Information der Deutschen Nationalbibliothek: Die Deutsche Nationalbibliothek verzeichnet diese Publikation in der Deutschen Nationalbibliografie; detaillierte bibliografische Daten sind im Internet über http://dnb.d-nb.de abrufbar.

---

oekom verlag, Gesellschaft für ökologische Kommunikation mbH
Goethestraße 28, 80336 München

Umschlaggestaltung, Layout und Satz: Lone Birger Nielsen
Lektorat: Anke Oxenfarth, Marion Busch

Druck: Kern GmbH
Gedruckt auf 100% FSC-Recylingpapier (außen: Circleoffset White; innen: Circleoffset White), zertifiziert mit dem Blauen Engel (RAL-UZ 14)

ISBN 978-3-98726-083-4

oekom e.V. – Verein für ökologische
Kommunikation (Hrsg.)

Planetare Gesundheit

Wie Mensch und Ökosysteme gesunden

Mitherausgegeben von der
Deutschen Bundesstiftung Umwelt

politische ökologie | **Die Reihe für alle, die weiter denken**

Die Welt steht vor enormen ökologischen und sozialen Herausforderungen. Um sie zu bewältigen, braucht es den Mut, ausgetretene Denkpfade zu verlassen, unliebsame Wahrheiten auszusprechen und unorthodoxe Lösungen zu skizzieren. Genau das tut die *politische ökologie* mit einer Mischung aus Leidenschaft, Sachverstand und Hartnäckigkeit.

Die *politische ökologie* schwimmt gegen den geistigen Strom und spürt Themen auf, die oft erst morgen die gesellschaftliche Debatte beherrschen. Die vielfältigen Zugänge eröffnen immer wieder neue Räume für das Nachdenken über eine Gesellschaft, die Zukunft hat.

Herausgegeben wird die *politische ökologie* vom
oekom e.V. – Verein für ökologische Kommunikation.

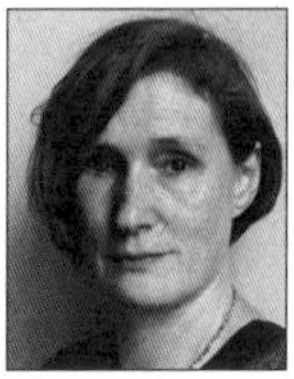

Der Gesundheitszustand der »Patientin Erde« ist alarmierend. Die sich gegenseitig verstärkenden Symptome: galoppierender Verlust der Artenvielfalt sowie anschwellende Klima- und Verschmutzungskrise. Der Krankheitserreger heißt *Homos sapiens*. Wir sind es, die durch unser Tun seit Beginn der Industrialisierung die Gesundheit von Fauna und Flora unseres Planeten am stärksten beeinflussen. Dabei könnte die Erde ganz gut ohne uns – wir aber nicht ohne sie. Denn trotz aller technischen Errungenschaften hängt die menschliche letztlich von der planetaren Gesundheit ab. Luft- und Wasserverschmutzung, Waldverlust oder die immer spürbareren Folgen der Erderhitzung haben bereits heute direkte und oft dramatische Auswirkungen auf die Gesundheit und das Wohlergehen von Menschen weltweit.

Das Bewusstsein dafür, dass der »Gesundheitszustand« der Erde zahlreiche Bereiche des menschlichen Lebens sowie politische Handlungsfelder betrifft, die ineinandergreifen und vielfältige Lösungsansätze erfordern, nimmt bei den Verantwortlichen in Politik und Gesundheitswesen zwar zu. Noch aber sind wir weit entfernt davon, Gesundheitsbelange in allen Politikbereichen – Stichwort „Health in all policies" – regelmäßig mitzudenken. Und auch im Gesundheitssektor selbst bleibt noch viel zu tun, um den eigenen ökologischen Fußabdruck auf ein gesundes Maß zu senken.

Die Autor*innen der *politischen ökologie* beschäftigen sich deshalb ausführlich mit dem Konzept der planetaren Gesundheit, das die vielfältigen Beziehungen zwischen menschlicher Gesundheit, natürlichen Ökosystemen und menschgemachten politischen, ökonomischen und sozialen Systemen beleuchtet. Dabei zeigt sich, dass präventive Maßnahmen und die Integration von Umweltaspekten in die Gesundheitspolitik nicht nur zur Verbesserung der menschlichen Gesundheit beitragen. Richtig aufgestellt könnte der Gesundheitssektor zu einem Hebel für die Transformation von Wirtschaft und Gesellschaft werden und damit auch viel für die Gesundung der »Patientin Erde« tun.

Anke Oxenfarth
oxenfarth@oekom.de

Inhaltsverzeichnis

Symptome

Anamnese

Diagnosen

Therapie

Für die gute Zusammenarbeit und die finanzielle Unterstützung danken wir der Deutschen Bundesstiftung Umwelt.

DBU
Deutsche Bundesstiftung Umwelt

Nur ein Schönwettersystem

„Unser Gesundheitssystem ist sehr komplex und fragil, pointiert gesagt: ein nicht sehr reaktionsschnelles, wenig anpassungsfähiges »Schönwettersystem«, das nicht nur im Krisenfall unzureichend koordiniert und im Ergebnis häufig schlechter ist, als angesichts des hohen Mitteleinsatzes zu erwarten wäre. Weder auf Folgen des Klimawandels noch auf Pandemien ist unser Gesundheitssystem ausreichend vorbereitet. Dies gilt auch für andere bekannte und – wahrscheinlich erst recht – für noch unbekannte krisenhafte Herausforderungen."

_ Quelle: Sachverständigenrat zur Begutachtung der Entwicklung im Gesundheitswesen (Hrsg.): Resilienz im Gesundheitswesen: Wege zur Bewältigung künftiger Krisen. Gutachten 2023, S. XXV.

Warum wir einen Paradigmenwechsel brauchen

„Um eine Transformation des Gesundheitswesens Richtung mehr Klimaschutz, Klimaanpassung und Nachhaltigkeit zu erreichen, braucht es ein ganzes Orchester von Ansätzen und Akteur:innen. Dabei müssen die Anpassung rechtlicher Rahmenbedingungen, wie das Klimaanpassungsgesetz und die Debatte um die Integration des Begriffes Nachhaltigkeit in die Sozialgesetzgebung, sowie der ökologische Umbau der Infrastruktur ergänzt werden, um einen Paradigmenwechsel vom Krankheits- zu einem echten Gesundheitswesen zu erreichen. Nur so lassen sich die Potenziale bei der Ressourcenschonung in allen Dimensionen und ein Mehr an Lebensqualität und gesunden Lebensjahren tatsächlich heben."

_ Quelle: https://stiftung-gegm.de/wp-content/uploads/2024/05/Graalmann-et-al-Nachhaltigkeit-Gesundheitswesen-Paradigmenwechsel-2024.pdf, S. 23.

Auswirkungen des Klimawandels auf die menschliche Gesundheit

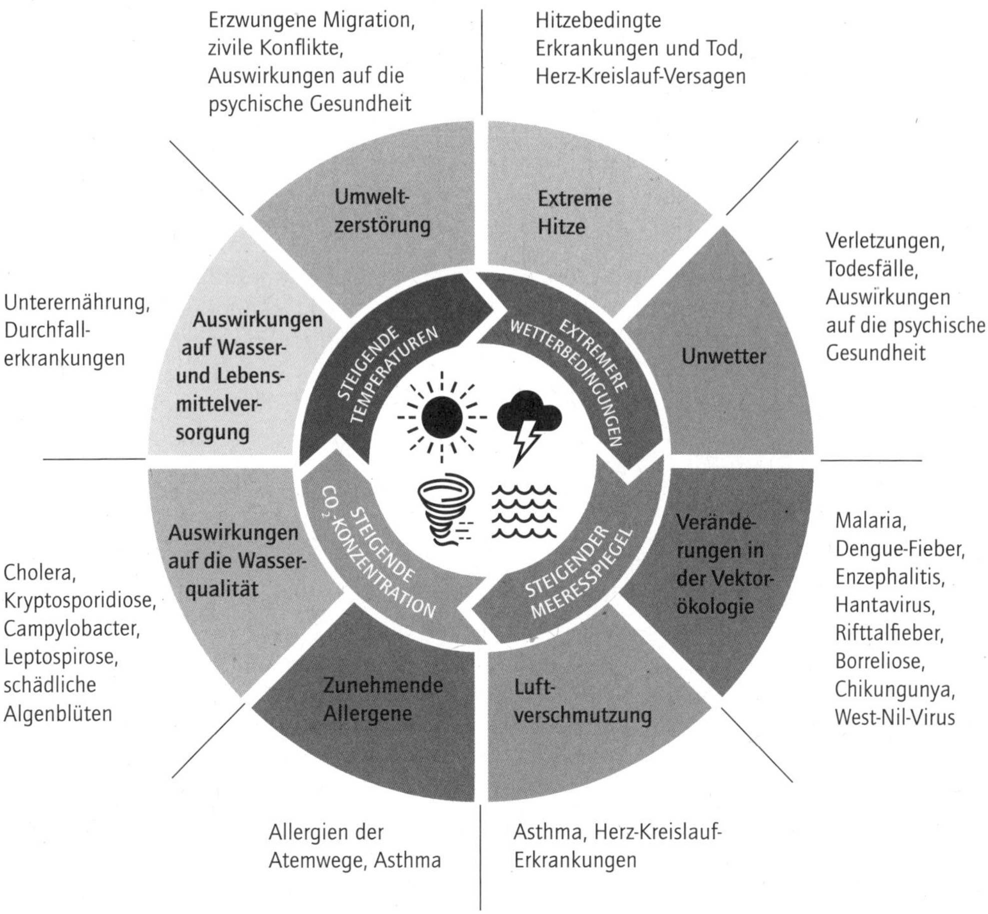

_ Quelle: www.cdc.gov/climateandhealth/effects/default.htm. Eigene Übersetzung.

Beschleunigtes Handeln für gesündere Menschen, einen blühenden Planeten und eine nachhaltige Zukunft

„Wir werden der Bewältigung gesundheitlicher Herausforderungen in Verbindung mit der dreifachen Krise durch Klimawandel, Umweltverschmutzung und Verlust an biologischer Vielfalt Vorrang einräumen, unter anderem durch ein verstärktes Engagement der Gesundheitspolitik in diesen Bereichen und die Anerkennung der zentralen Bedeutung dieser Einflussfaktoren für die Verwirklichung globaler Gesundheitsziele. Insbesondere werden wir:

- die Maßnahmen der Gesundheitspolitik zur Bekämpfung der Folgen des Klimawandels verstärken, indem wir die Gesundheitssysteme umweltverträglicher, CO_2-ärmer und klimaresilienter gestalten;
- die Maßnahmen zur Verringerung der gesundheitlichen Auswirkungen der Umweltverschmutzung verstärken, indem sowohl etablierte als auch neu entstehende umweltbedingte Risikofaktoren berücksichtigt werden;
- Aspekte des Schutzes der Natur und der biologischen Vielfalt in die Umwelt- und Gesundheitspolitik sowie in die Umsetzung des einheitlichen Gesundheitsansatzes („One Health") einbeziehen;
- einen allgemeinen und chancengleichen Zugang zu grundlegenden Dienstleistungen wie einer sicheren Wasser- und Sanitärversorgung und Hygiene, der Energie- und Nahrungsmittelversorgung, der Abfall- und Abwasserwirtschaft sowie gesunden und nachhaltigen Verkehrssystemen bereitstellen;
- für eine sichere, saubere und gesunde bebaute Umwelt in allen Umfeldern sorgen."

_ Quelle: Erklärung der 7. Ministerkonferenz Umwelt und Gesundheit, S. 3. https://iris.who.int/bitstream/handle/10665/371463/Budapest-decl-2023-ger.pdf

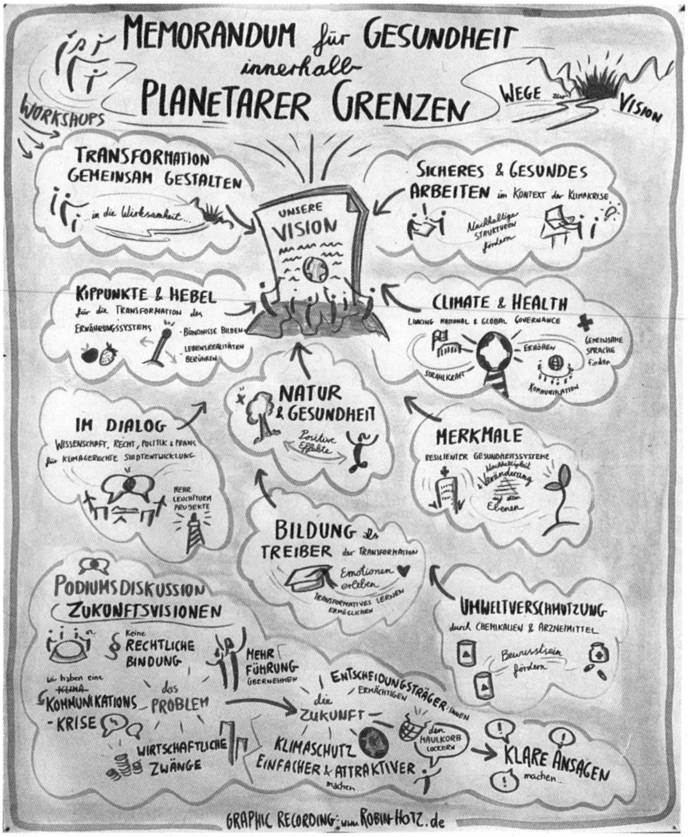

© CPHP/ Robin Hotz

„Wir, die Unterzeichnenden dieses Memorandums,

[...]

... erkennen an, dass Strategien mit Mehrgewinnen (co-benefits) für Biosphäre und Gesundheit in allen Bereichen menschlichen Handels das größte Potenzial haben, die dringliche sozial-ökologische Transformation hin zu „Gesundheit und Wohlergehen innerhalb planetarer Grenzen" zu ermöglichen. Gleichzeitig müssen wir Praktiken schleunigst und konsequent reduzieren, umsteuern und beenden, die für die Natur, die Gesellschaft und die Gesundheit schädlich sind. Veränderungen von Lebensbedingungen und Verhalten gehen dabei Hand in Hand."

_ Quelle: https://planetaryhealthforum.de/memorandum-fuer-gesundheit-innerhalb-planetarer-grenzen/

Der Speiseplan für die Zukunft

Wie lassen sich zehn Milliarden Menschen im Jahr 2050 gesund und nachhaltig ernähren, ohne den Planeten vollends zu zerstören? Mit dieser Frage hat sich die EAT-Lancet-Kommission, ein internationales Team von Wissenschaftler*innen, beschäftigt. Herausgekommen ist 2019 die sogenannte Planetary Health Diet, ein wissenschaftlich fundierter Speiseplan, der gleichermaßen die Gesundheit der Menschen wie die des Planeten schützt.

Die vorgeschlagene Ernährungsweise besteht größtenteils aus Obst und Gemüse, Vollkornprodukten, Hülsenfrüchten, Nüssen und ungesättigten Fetten.

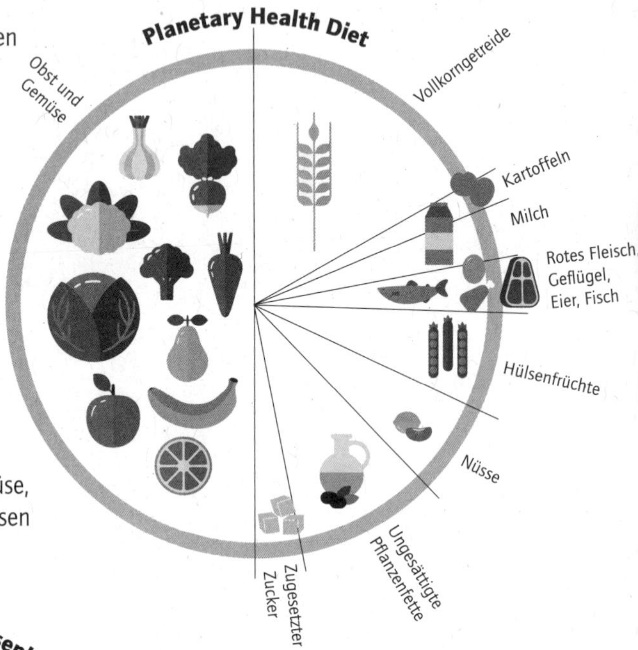

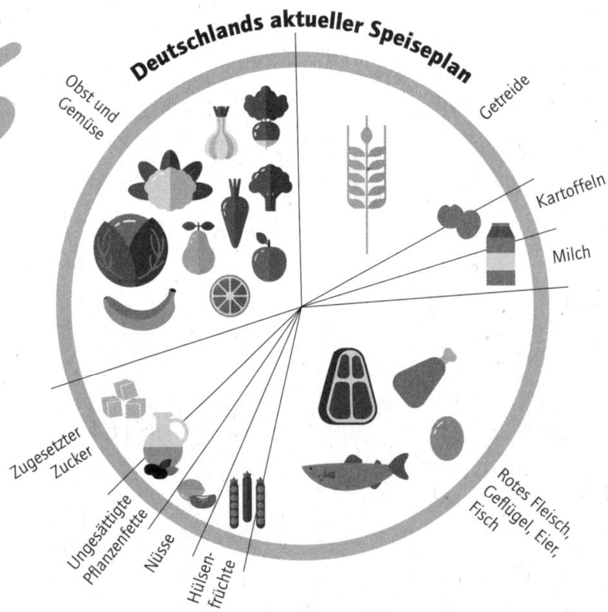

Ergänzt wird der Speiseplan durch moderate Mengen an Fisch und Meeresfrüchten sowie Geflügel, während etwa stärkereiche Gemüsearten wie Kartoffeln und Maniok, Milchprodukte, rotes Fleisch, Zucker und gesättigte Fette keine oder nur eine untergeordnete Rolle spielen sollen.

Flexitarier*innen dürfte die Empfehlung entgegenkommen. Menschen, die gerne und viel tierische Produkte essen, müssen sich dagegen deutlich stärker umstellen. Der Speiseplan der meisten Menschen in Deutschland ist derzeit noch nicht »planetar gesund«. (ao)

_ Quellen: www.bzfe.de/nachhaltiger-konsum/lagern-kochen-essen-teilen/planetary-health-diet/
https://soulfood-nutrition.de/wp-content/uploads/2020/08/planetary-health-diet.jpg

Umwelt- und Gesundheitsschutz

Szenen einer komplizierten Beziehungskiste

Die menschliche und die planetarische Gesundheit hängen voneinander ab. Umwelt- und Gesundheitspolitik machen deshalb manchmal gemeinsame Sache. Aber nicht immer und oft nicht konsequent genug. Eine historische Annäherung an eine spezielle On-off-Beziehung.

Von Frank Uekötter

Vielleicht wäre es besser gelaufen, wenn es Miasmen tatsächlich gäbe? Seit der Antike galten üble Dünste aus feuchten Böden als Ursache fürchterlicher Epidemien, und im 19. Jahrhundert wurden Miasmen geradezu eine gesellschaftliche Obsession. Dadurch entstand eine Hygienebewegung, die sich dem Kampf um Sauberkeit in den neuen Großstädten des Industriezeitalters verschrieb. Riesige Summen wurden in die unterirdische Ableitung schmutzigen Wassers investiert, Müllabfuhr und Stadtreinigung kümmerten sich um andere Formen des Schmutzes. Auch bei der Schaffung von Stadtparks spielte die Angst vor Miasmen eine Rolle. Aber dann zeigten Forscher wie Robert Koch, dass die gefürchteten Krankheiten in Wirklichkeit durch winzig kleine Erreger ausgelöst wurden. An die Stelle des breiten Blicks auf die Hygiene der Großstadt trat die Arbeit im Labor.

So lief es meist in der Parallelgeschichte von Umwelt- und Gesundheitsschutz. Es gab eine Menge Berührungspunkte und Bündnisse, aber meist ging man nach einer Weile wieder seiner Wege. Im Vokabular der Partnerschaften könnte man von einer On-off-Beziehung reden – und das ist im 21. Jahrhundert ja auch kein Makel mehr. Längst hat sich das Gros der Bevölkerung daran gewöhnt, dass On-off-Beziehungen eine der zahlreichen Spielarten des Zwischenmenschlichen sind. Zwar gelten sie nicht mehr als moralisches Problem, sind aber durchaus ein Charaktertest für alle Beteiligten. Kritisch wird es bei solchen Beziehungen vor allem dann, wenn jemand unrealistische Erwartungen hegt.

Spezialistentum setzte sich durch

Der Siegeszug der Mikrobiologie war Teil einer Ausdifferenzierung von Expertensystemen, die zu den Grundprozessen der modernen Geschichte gehört. Mit schöner Regelmäßigkeit traten Spezialist*innen in Konkurrenz zu jenen, die Probleme mit breitem Horizont angingen, und ebenso regelmäßig behielten Erstere in solchen Konflikten die Oberhand. Robert Koch kämpfte zum Beispiel nicht nur gegen Krankheitserreger, sondern auch gegen den Münchener Hygienepapst Max von Pettenkofer, der in seiner wissenschaftlichen Arbeit weitaus vielfältigere Interessen verfolgte. Am Ende war Pettenkofer so sehr in der Defensive, dass er in einem berühmten Selbstversuch eine Probe mit Cholera-Bakterien trank, um Kochs Theorie zu widerlegen. Das verschaffte Pettenkofer immerhin einen Platz in der Heldengeschichte der Medizin, sehr im Unterschied zu seinem Assistenten, dem er den obligatorischen Kontrollversuch aufnötigte. Pettenkofers Assistent erkrankte schwer an Cholera, was die ersehnte Widerlegung konterkarierte. Außerdem warf das Vorgehen ein unschönes Schlaglicht auf die Machtverhältnisse an deutschen Universitäten. (1)

Bei der menschlichen Gesundheit war die Fragmentierung wissenschaftlicher Expertise umstrittener als auf anderen Wissensfeldern. Im menschlichen Körper waren so viele Prozesse auf so komplexe Weise miteinander verknüpft, dass ein allzu enges Spezialistentum an Grenzen stieß. Das holistische Denken wurde aber nicht nur von der Segmentierung der medizinischen Expertise herausgefordert, sondern auch von den rigiden Handlungsroutinen, die auf obligatorische Checklisten für Diagnosen und Therapien aller Art hinausliefen. Wie schwer es Mediziner*innen heute fällt, den ganzen Menschen zu sehen, zeigte jüngst die Pandemie, als der Schutz vor dem tödlichen Virus alle anderen Belange an den Rand drängte.

Die Hygienebewegung war im Kaiserreich eine Macht, aber sie war letztlich nur eine von mehreren Traditionen, aus denen nach dem Zweiten Weltkrieg die heutige Umweltbewegung entstand. Es gab auch eine stark ästhetisch ausgerichtete Heimatschutzbewegung und eine Bewegung für den Schutz der Natur, in der biologisches Wissen von Anfang an eine wesentliche Rolle spielte. Der Kieler Pädagoge Friedrich Junge legte in einem mehrfach aufgelegten Buch dar, wie sich der Dorfteich als exemplarisches Studienobjekt zu biologischen Kreisläufen nutzen ließ. In heutigen Begriffen lief das auf eine ökologische Revolution im Biologieunterricht hinaus. (2)

Der Großteil der praktischen Naturschutzarbeit stand ein wenig quer zur Vorstellungswelt der menschlichen Gesundheit. Junges Buch diskutierte den Dorfteich als Lebensgemeinschaft und da war „fressen und gefressen werden" Teil der natürlichen Ordnung. Generationen von Naturschützer*innen schrieben sich die Finger wund, dass der pflegliche Umgang mit der Natur auch für das seelische Gleichgewicht des modernen Menschen von Bedeutung war, aber damit kam man nur bis zu einem gewissen Punkt. Anders als für die Hygienebewegung war der Mensch nicht mehr das Maß aller Dinge, wenn es um den Schutz von Tier- und Pflanzenarten und ihre natürlichen Lebensräume ging.

Stille Gifte und laute Ängste

Nach dem Zweiten Weltkrieg begann ein neues Kapitel in der Beziehung von Gesundheitsschutz und Umweltdenken. Die ansteckenden Krankheiten verloren in westlichen Gesellschaften ihren Schrecken, weil viele Errungenschaften der Hygienebewegung zu Selbstverständlichkeiten geworden waren und Mediziner*innen über neue Antibiotika verfügten. Seither kreisten die populären Ängste um chronische Gefährdungen. Damit gerieten zwei Branchen in den Blick, die eigentlich zu den Gewinnern der Nachkriegsjahrzehnte gehörten: die Atomwirtschaft und die chemische Industrie.

Zum neuen ökologischen Bewusstsein gehörte auch die Krebsangst. Als *Die Zeit* 1962 Rachel Carsons bahnbrechendes Buch „Der stumme Frühling" besprach, stand der Verdacht gleich im ersten Satz: „Pflanzenschutzmittel und Chemikalien zur Insektenbekämpfung vergiften unsere Umwelt und können Krebs erzeugen!" (3) Für Petra Kelly wurde der Krebstod ihrer Halbschwester Grace zum Urimpuls ihres ökologischen Engagements. (4) Nach der Dioxin-Katastrophe im italienischen

> **„In vielen Punkten liefen die Anliegen der politischen Ökologie mit jenen der menschlichen Gesundheit parallel. In beiden Fällen brauchte es eine unabhängige Forschung, vernetztes Denken und eine Gegenmacht zur Skrupellosigkeit des Industriekapitalismus.“**

Seveso 1976 schrieben Egmont Koch und Fritz Vahrenholt den Bestseller „Seveso ist überall" und popularisierten das Bild einer universellen Gefährdung durch Chemikalien. (5) Mit Ulrich Becks „Risikogesellschaft" fand die Vorstellung, dass moderne Menschen unterschiedslos durch Verschmutzungsprobleme gefährdet würden, sogar Eingang in die soziologische Theoriebildung. (6)
Kein Zweifel: Gesundheitsängste spielten für den Aufstieg der modernen Umweltbewegung in den 1970er-Jahren eine wichtige Rolle. Das hatte freilich nur begrenzt mit dem Denken in Interaktionen und Rückkopplungen zu tun, das der heutigen Diskussion über Planetarische Gesundheit (Planetary Health) zugrunde liegt. Dafür gab es ein klares Feindbild: Die stillen Gifte galten gemeinhin als Produkte skrupelloser Industrieller und ihrer Helfershelfer unter den Expert*innen. Wenn man solche Probleme holistisch durchdachte, konnte man auch die Frage stellen, ob der Planet mit den ökologischen Sünden der Menschheit nicht auch im Stil der Selbstregulierung fertig werden konnte – und das war keineswegs nur eine theoretisch denkbare Frage. Sie interessierte schon früh Großkonzerne, die nach Wegen suchten, der aufstrebenden Umweltbewegung das Wasser abzugraben. Deshalb erhielt James Lovelock Gelder von der Royal Dutch Shell und Dupont für Forschungen, die auf eine Relativierung industrieller Verantwortung für Verschmutzungsprobleme hinausliefen. Lovelocks Gaia-Hypothese ging dann von einem Erdorganismus aus, der sich bei menschlichen Interventionen in die Klimaprozesse der Erde schon selbst zu helfen wusste. (7)

In vielen Punkten liefen die Anliegen der politischen Ökologie mit jenen der menschlichen Gesundheit parallel. In beiden Fällen brauchte es eine unabhängige Forschung, vernetztes Denken und eine Gegenmacht zur Skrupellosigkeit des Industriekapitalismus. Aber wenn es an die Details ging, zeigten sich regelmäßig Risse in der Partnerschaft, die sich mit wohlmeinender Rhetorik nur notdürftig übertünchen ließen. Die Plastikabfälle, über die umweltbewusste Bürger*innen während der Corona-Pandemie meditieren durften, waren da nur der jüngste Beleg.

Beziehungsarbeit langsam angehen

In England sprach ich häufig mit meinem Nachbarn, der als Arzt für den nationalen Gesundheitsdienst (National Health Service, NHS) arbeitete. Der NHS ist chronisch unterfinanziert und hangelt sich seit Jahren von Krise zu Krise, aber mein Nachbar hatte seinen eigenen Blick auf dessen Probleme. Er hatte nach der Ausbildung einige Zeit in Bangladesch gearbeitet und dort gelernt, was medizinische Versorgung in einem armen Land bedeutet. Einmal horchte er eine Patientin minutenlang ab, obwohl er längst wusste, woran sie erkrankt war. Er brauchte Zeit zum Nachdenken. Es gab eine Behandlung für die Patientin, aber die kostete so viel Geld, dass die Familie sofort bankrott gewesen wäre. Seither war er überzeugt: Nichts ist wichtiger für die Gesundheitsversorgung als der Wohlstand eines Landes.
Es ist das Grundproblem im Reden über Planetary Health. Die historisch präzedenzlose Lebenserwartung westlicher Industriegesellschaften hängt an einem Wirtschaftsmodell, das dem Planeten Erde nicht gut bekommt. Gewiss kann man mit guten Gründen bezweifeln, dass dieser Zusammenhang auch in Zukunft gelten wird. Es ist durchaus denkbar, dass Klimawandel, Verlust von Biodiversität und andere Probleme auf lange Sicht auch bei der menschlichen Lebenserwartung ihren Preis fordern werden, aber da sollte man besser keine linearen Korrelationen erwarten. Vermutlich wird es auf einen Befund hinauslaufen, den es bei Beziehungen öfters gibt. Es ist schon alles ziemlich kompliziert.
Im Internet findet man problemlos ein paar Tipps, wie man von einer On-off-Beziehung den Weg zu einer stabilen Partnerschaft finden kann. Aber muss es denn immer die ewige Liebe sein? Mit der richtigen Einstellung kann auch eine On-off-Beziehung eine prima Sache sein. Man pflegt die Gemeinsamkeiten und holt sich ab

und zu einen Kick, aber wenn es nicht mehr richtig passt, geht man halt wieder seiner Wege. Alles eine Frage der souveränen Haltung.

Es hätte schon einen Hauch von Romantik, wenn sich menschliche und planetarische Gesundheit nach all den Komplikationen im Laufe der Jahrzehnte nun im 21. Jahrhundert in einer leidenschaftlichen Partnerschaft verbinden würden. Paartherapeuten wissen allerdings um die Tücken des emotionalen Überschwangs: Da droht endlose Beziehungsarbeit mit überschaubarem Ergebnis. Wem würde es nützen, wenn Planetary Health zur Chiffre einer rhetorisch verbrämten Zwangsehe würde? Der Mensch von heute weiß, dass man bei schwierigen Beziehungskisten besser das Tempo herausnimmt. Vielleicht lassen wir es erst einmal locker angehen.

Quellen

(1) Breyer, H. / von Pettenkofer, M. (1981): Arzt im Vorfeld der Krankheit, Leipzig, S. 207 ff.
(2) Junge, F. (1985): Der Dorfteich als Lebensgemeinschaft, Sankt Peter-Ording (Neudruck der Ausgabe von 1907).
(3) Hodgson, G. (1962): Vergiften wir unsere Umwelt? Die Schäden der Schädlingsbekämpfung. In: *Die Zeit* Nr. 36.
(4) Richter, S. (2010): Die Aktivistin. Das Leben der Petra Kelly, München, S. 60.
(5) Koch, E. R. / Vahrenholt, F. (1978): Seveso ist überall. Die tödlichen Risiken der Chemie, Köln.
(6) Beck, U. (1986): Risikogesellschaft. Auf dem Weg in eine andere Moderne, Frankfurt a. M., und ders. (1988): Gegengifte. Die organisierte Unverantwortlichkeit, Frankfurt a. M.
(7) Aronowsky, L. (2021): Gas Guzzling Gaia, or: A Prehistory of Climate Change Denialism. In: *Critical Inquiry* 47 (Winter), S. 306-327.

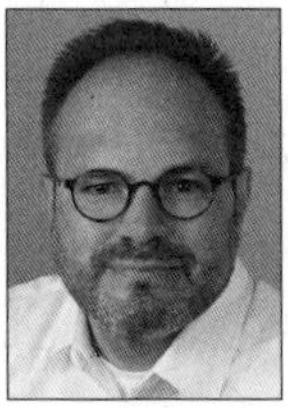

Was ist Ihr bewährtes Hausmittel gegen persönliches und planetares Kopfweh? Rein in die Laufschuhe und raus ins Gehölz um die Ecke. Nie fühlt man sich als CO_2-Schleuder besser.

Zum Autor
Frank Uekötter ist Professor für Technik- und Umweltgeschichte an der Ruhr-Universität Bochum.

Kontakt
Prof. Dr. Frank Uekötter
Ruhr-Universität Bochum
Lehrstuhl für Technik- und Umweltgeschichte
E-Mail frank.uekoetter@rub.de

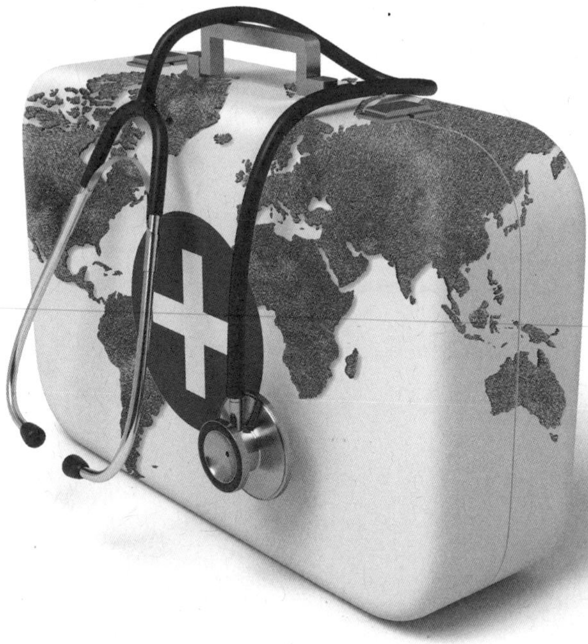

ANAMNESE

Die menschliche Gesundheit ist untrennbar mit der des Planeten verbunden. Noch aber arbeiten Umwelt- und Gesundheitspolitik nicht konsequent genug zusammen. Angesichts der mannigfaltigen Herausforderungen, vor die uns Erderhitzung, Artenverlust und Verschmutzungskrise stellen, muss sich das schleunigst ändern. – Wie gelingt eine Gesundheitsversorgung innerhalb planetarer Grenzen? Was macht ökosalute Politik aus? Wie kommen wir über Ressort-, Sektor- und Governanceebenen hinweg ins praktische Handeln?

Gesundheitsversorgung innerhalb planetarer Grenzen

Doppelt Heilen

Die Natur kann ohne uns, wir aber nicht ohne sie. Um für kommende umwelt- und klimawandelbedingte Gesundheitskrisen gewappnet zu sein, muss der Gesundheitssektor rasch klimaneutral und resilient werden. Eine Einführung in das Konzept der planetaren Gesundheit.

Von Maike Voss

Die Weltbevölkerung war noch nie zuvor so gesund wie jetzt. Dies zeigt sich - mit großen Unterschieden innerhalb und zwischen Ländern und trotz der Auswirkungen der Covid-19-Pandemie - an großen Gesundheitsgewinnen und Entwicklungserfolgen etwa in der Lebenserwartung, der Mütter- und Kindergesundheit, der Nahrungsmittelverfügbarkeit oder der Armutsreduzierung. Ein enormes Wirtschaftswachstum bildete die Grundlage für die Zunahme der Gesundheit und des Wohlstands, vor allem im Globalen Norden. Die dafür notwendige Energie wurde durch die Verbrennung großer Mengen fossiler Energieträger gewonnen. Daher gehen die Gesundheits- und Entwicklungserfolge auf Kosten des Planeten: Emissionen in der Atmosphäre, Erderhitzung, Luftverschmutzung, Versauerung der Ozeane, Übernutzung von Landfläche.

Das Konzept der planetaren Grenzen („Planetary Bounderies") beschreibt die ökologischen Schwellenwerte und Grenzen, innerhalb derer sich die Menschheit bewegen muss, um die Stabilität des globalen Ökosystems sowie Gesundheit und Wohlergehen der Menschheit wie auch anderer Tiere zu gewährleisten. Die Einhaltung der planetaren Grenzen ist entscheidend, um die langfristige Bewohnbarkeit des Planeten jetzt und in Zukunft zu gewährleisten. Überschreitungen dieser Grenzen können zu Kaskadeneffekten und unumkehrbaren Veränderungen führen, die unsere Lebensgrundlagen bedrohen. Inzwischen gelten jedoch sechs der neun planetaren Belastungsgrenzen als bereits überschritten. (1) Dadurch verschlechtern sich unsere Lebensbedingungen - eine Entwicklung, die in ihrem Ausmaß noch nicht vollständig abschätzbar ist und somit eher unterschätzt wird. Als Lebewesen sind wir Menschen untrennbarer Teil der Natur und trotz aller technischen Errungenschaften letztlich von ihr abhängig.

Dem Konzept der planetaren Gesundheit („Planetary Health") liegt ein umfassendes, transdisziplinäres Verständnis der Einflussfaktoren auf und Bedingungen für die Gesundheit von Menschen und Tieren heute und in der Zukunft zugrunde. Um Gesundheit zu schützen und zu fördern, ohne die Natur weiter zu belasten, braucht es günstige Umwelt- und Lebensbedingungen für menschliches Wohlergehen und Gesundheit, sowie politische, soziale und ökonomische Systeme, die Chancengerechtigkeit auf allen Ebenen ermöglichen. Durch eine Transformation hin zu planetarer Gesundheit werden ökologische Belastungsgrenzen nicht mehr überschritten, während allen Menschen ein gesundes, würdevolles Leben in Sicherheit durch effektive und nachhaltige politische, soziale und ökonomische Systeme ermöglicht wird. Planetare Gesundheit ist damit ein moralischer Imperativ, ein wissenschaftliches Paradigma und Forschungsfeld, ein Politikrahmen, eine Kommunikationsstrategie und die größtmögliche Perspektive, die wir mit Blick auf Gesundheit und Wohlergehen aktuell einnehmen können.

Belastungen des Gesundheitswesens

Der Gesundheitssektor ist bereits jetzt mit den zunehmenden gesundheitlichen Auswirkungen der Überschreitung planetarer Grenzen konfrontiert. Dazu kommen Fachkräftemangel, Nachholbedarf bei der Digitalisierung, Überversorgung, Fehlanreize im Vergütungssystem, eine alternde Gesellschaft mit stark wachsendem Bedarf an medizinischen Leistungen und eine hohe Inflation.

Europaweit gehen bereits etwa 15 Prozent der Todesfälle auf das Konto umweltbedingter Risikofaktoren - Todesfälle, die weitestgehend vermieden werden könnten. Aktuell lassen sich umweltbedingte Risikofaktoren für eine erhöhte Krankheitslast und Todesfälle in nahezu allen Fachgebieten der Medizin nachweisen. Kinder und

Jugendliche sind insbesondere in Bezug auf ihre mentale Gesundheit stark betroffen. Ebenfalls schon jetzt nachweisbar ist ein verstärktes Auftreten von Herz-Kreislauf- und Lungenerkrankungen, ein erhöhtes Vorkommen internistischer Notfälle sowie von Früh- und Fehlgeburten, Übersterblichkeit und Hospitalisierung während Hitzeperioden und anderen Extremwetterereignissen sowie die Zunahme von Zoonosen (vgl. S. 46 ff.) und anderen Infektionskrankheiten.
Nicht übertragbare Erkrankungen wie Herz-Kreislauf-Erkrankungen, Lungenleiden, Adipositas oder Krebs gehen auf den Konsum hochverarbeiteter Lebensmittel und Bewegungsmangel zurück. Knapp 80 Prozent der vorzeitigen Todesfälle aufgrund nicht übertragbarer Erkrankungen werden Produkten und Aktivitäten der Industriezweige Alkohol, Tabak, fossile Energieerzeugung sowie der industriellen Landwirtschaft zugerechnet. Diese tragen jedoch nicht nur zur menschlichen Krankheitslast bei, sondern auch zur Überschreitung planetarer Belastungsgrenzen. Aus medizinischer Sicht ist das 1,5-Grad-Ziel des Pariser Klimaschutzabkommens kein Ziel, sondern eine Schmerzgrenze, und der Schutz der Artenvielfalt in internationalen Abkommen absolut geboten.

Am nötigen Wissen mangelt es nicht

Das Wissen über planetare Krisen und ihre Gesundheitsfolgen ist ausreichend vorhanden, auch an Handlungsempfehlungen mangelt es nicht. (2) Was jedoch weiterhin fehlt, ist die Umsetzung in effektive und ambitionierte politische Maßnahmen auf allen Ebenen, die die Dringlichkeit der sozial-ökologischen Transformation anerkennen und Gesundheit aller – heute und in Zukunft – innerhalb planetarer Grenzen angemessen schützen und fördern.
Mit dem Sachstandsbericht zu Klimawandel und Gesundheit hat das Robert Koch-Institut (RKI) 2010 die vielfältigen Zusammenhänge im deutschen Kontext beschrieben. (3) Klar wird aus diesem Bericht auch, dass das gesamte Ausmaß der Klimaauswirkungen keineswegs bereits feststeht, sondern maßgeblich von der Begrenzung der Klimaerwärmung sowie von effektiven Maßnahmen zum Schutz der Bevölkerung vor deren Auswirkungen abhängt.
Der Sachverständigenrat Gesundheit und Pflege (SVR-G) wird in seinem Gesamtgutachten Anfang 2023 deutlich: Das deutsche Gesundheitssystem muss drin-

gend klimaresilienter werden. Mittlerweile liegt ein neuer vom RKI koordinierter Sachstandsbericht zu Klimawandel und Gesundheit für Deutschland vor, der die aktuelle Evidenz zusammenfasst und über 80 Autor*innen aus Universitäten, Forschungseinrichtungen und Behörden versammelt.

Auf die Zusammenhänge zwischen Umwelt und Gesundheit blicken auch zwei im Jahr 2023 veröffentlichte Gutachten zweier wissenschaftlicher Räte der Bundesregierung: Des national und europäisch arbeitenden Sachverständigenrates für Umweltfragen (SRU) und des auf globale Umwelt- und Entwicklungsthemen ausgerichteten Wissenschaftlichen Beirats für globale Umweltveränderungen (WBGU). (4) Der WBGU empfiehlt in seinem Hauptgutachten ein fundamentales Umdenken im Umgang mit Gesundheit, hin zu einer Vision „Gesund leben auf einer gesunden Erde" (vgl. 39 ff.). Der SRU schlägt mit der „ökosaluten Politik" ein neues Konzept vor: Eine Politik, die auf eine Umwelt ausgerichtet ist, in der alle gut und gesund leben können, was konzeptionell dicht an das Konzept der planetaren Gesundheit herankommt (vgl. S. 32 ff.). Eine weitere wichtige Lektüre ist der „Lancet Countdown", eine wissenschaftliche Fachkommission, die jährlich globale und europäische Daten zu den gesundheitlichen Klimawandelfolgen aufbereitet und in dem medizinischen Fachjournal „The Lancet" publiziert. (5)

In Deutschland liegen mit dem „Lancet Countdown" und den Berichten des SVR-G, des RKI, WBGU und des SRU so viele Daten und Wissen zu Umwelt, Klima und Gesundheit vor, wie nie zuvor. Aus diesen Publikationen leitet sich ein konkreter Handlungsauftrag ab, der teilweise jedoch noch nicht ausreichend adressiert wird.

Schon ein Momentum?

Auf der Weltklimakonferenz in Dubai (COP 28) fand – organisiert von der Weltgesundheitsorganisation (WHO) und vorgelagert zu den Verhandlungen – Ende 2023 erstmals ein Gesundheitstag statt. Dennoch werden die Gesundheitsfolgen von unzureichendem Klimaschutz und mangelhafter Klimaanpassung noch nicht ausreichend international verhandelt. Für die Region Europa tagten im Sommer 2023 die Umwelt- und Gesundheitsminister*innen gemeinsam in Budapest und einigten sich auf einen neuen gemeinsamen Fahrplan für die kommenden vier Jahre, um besser abgestimmt Umwelt und Gesundheit zu schützen und zu fördern. (6)

Auch in Deutschland erhalten vor allem Klimawandelfolgen für Gesundheit, wie etwa gesundheitliche Folgen vor Hitzeperioden, verstärkt Aufmerksamkeit. So arbeitet das Bundesgesundheitsministerium vermehrt daran, Akteur*innen im Gesundheitswesen für Hitzeschutz zu aktivieren. Im neuen Klimaanpassungsgesetz wurde das Cluster „Gesundheit und Pflege" und auch der Schutz besonders vulnerabler Gruppen aufgenommen. Gleichzeitig zeigt sich, dass die Dynamik für mehr Umweltschutz und insbesondere Klimaanpassung vor allem von den Akteur*innen des Gesundheitswesen kommt – und noch nicht ausreichend von Seiten der Politik.
Die Förderung planetarer Gesundheit erfordert bessere Zusammenarbeit über Sektoren hinweg, die die Bereiche Gesundheits-, Umwelt- und Nachhaltigkeitspolitik sowie sämtliche Elemente der Sozialpolitik einbezieht. Die ökologischen Krisen treffen benachteiligte und vulnerable Bevölkerungsgruppen schneller und stärker als privilegierte Bevölkerungsgruppen, was sowohl die Abfederung dieser ungleichen Betroffenheit als auch einen starken sozialgerechten Ausgleich durch steuer- und sozialpolitische Steuerung erfordert.
Gesetzgebende haben die zentrale Verantwortung, den Schutz unserer Lebensgrundlagen im Regelungsrahmen so zu verankern, dass Umweltverträglichkeit und gesundheitliche Chancengerechtigkeit weitaus besser adressiert und zu zentralen Entscheidungskriterien für künftige Entscheidungen und Aktivitäten des Staates und der Wirtschaft werden (vgl. S. 67 ff.). Diese Änderungen werden herausfordernd – doch nicht annähernd so herausfordernd wie die Bewältigung der sozialen und ökologischen Herausforderungen in naher und ferner Zukunft, die wir zum Teil durch Klima- und Umweltfolgenabschätzung bereits kennen.

Gesundheitswesen als Hebel für die Transformation nutzen

Klar ist, dass Maßnahmen in nur einem Sektor nicht ausreichen. Der Gesundheitssektor birgt auf der einen Seite hohes Potenzial als Begleiter der sozial-ökologischen Transformation, da über Gesundheit die Folgen fehlender Transformation in anderen Sektoren erstens spürbar und zweitens kommunizierbar werden. Auf der anderen Seite ist der Gesundheitssektor verantwortlich für fünf Prozent der nationalen Treibhausgasemissionen und damit selbst Treiber der Klimakrise und der damit assoziierten Erhöhung der Krankheitslast. Um diese Nebenwirkungen zu

> **„Aus medizinischer Sicht ist das 1,5-Grad-Ziel des Pariser Klimaschutzabkommens kein Ziel, sondern eine Schmerzgrenze, und der Schutz der Artenvielfalt in internationalen Abkommen absolut geboten."**

reduzieren, muss Gesundheitsversorgung klimaneutral und möglichst ressourcenschonend gestaltet werden (vgl. S. 96 ff.). Es darf daher keine Strukturreform im Gesundheitswesen mehr auf den Weg gebracht werden, die dies nicht anerkennt. Damit stellt sich auch für das Gesundheitssystem die Frage, wie Gesundheit und Wohlergehen aller erreicht werden kann, ohne die ökologischen Belastungsgrenzen zu überschreiten.

Derzeit befindet sich das deutsche Gesundheitssystem in einer Schieflage, in der Prävention und Gesundheitsförderung vernachlässigt und eine ressourcenintensive Versorgung priorisiert werden. Der Blick nach vorn zeigt uns schon jetzt, dass wir aufgrund der multiplen Krisen und der global geringer werdenden Ressourcen gute Medizin mit weniger Mitteln werden machen müssen. Weil nur eine ressourcenschonende und klimaneutrale Gesundheitsversorgung nebenwirkungsfrei oder umweltverträglich ist, sind ökologische, soziale und gesundheitliche Folgekosten zu internalisieren, damit eine steuernde Wirkung in Richtung Nachhaltigkeit erzielt wird. In den Sozialgesetzbüchern, die die Gesundheitsversorgung und die Pflege betreffen, müssen die Gebote der Qualität von, des Zugangs zu und der Wirtschaftlichkeit von Gesundheitsdienstleistungen durch ein Gebot der ökologischen Nachhaltigkeit flankiert werden. So müssen Krankenhäuser, aber auch Arztpraxen, über ihren ganzen Lebenszyklus möglichst emissions- und ressourcenarm betrieben werden, ohne die Versorgungsqualität zu reduzieren, und eine hohe Resilienz gegen extreme Wetterereignisse aufweisen. Da die Emissionen im Gesundheitswesen vor allem in der Produktion und in der Lieferkette von Arzneimitteln und Medizinprodukten liegt, braucht es hier Anpassungen. Ein Hebel ist dabei das Vergaberecht und das Beschaffungswesen, das zwar bereits ökologische Nachhaltigkeit kennt, diese aber stark ausbauen muss. Dabei reicht kein rein nationaler Blick, da die Lieferketten den gesamten asiatischen, afrikanischen und amerikanischen Raum betreffen. Damit gehen die Einsparpotenziale im Bereich umweltschädlicher Ausstöße weit über den ökologischen Fußabdruck des Gesundheitswesens selbst hinaus.

Notwendige Schritte

Um den bestehenden Druck aus dem Gesundheitssystem zu nehmen und für kommende umwelt- und klimawandelbedingte Gesundheitskrisen gewappnet zu sein, braucht es eine Umgestaltung hin zu einer klimaneutralen und resilienten Gesundheitsversorgung sowie den Ausbau präventiver und gesundheitsfördernder Lebenswelten. Eine neue Zielausrichtung für das Gesundheitswesen ist daher notwendig, um mittel- und langfristig Druck aus dem System zu nehmen und gleichzeitig Treibhausgasemissionen und andere Umwelteinträge zu minimieren. Dazu sind (mindestens) drei Schritte notwendig:

- Erstens muss die Nachfrage nach Gesundheitsdienstleistungen reduziert werden – durch gesundheitsfördernde und präventive Maßnahmen, die Sozial-, Arbeitsmarkt-, Stadtplanungs-, Umwelt- und Klimapolitik miteinander verbinden. Wenn weniger Menschen behandelt werden müssen, wird das Gesundheitswesen entlastet und gleichzeitig verkleinert sich sein ökologischer Fußabdruck. Die größte Herausforderung für die Umsetzung dieses Schrittes liegt dabei in fehlgeleiteten finanziellen Anreizen im Gesundheitssystem: aktuell wird mit Krankheit Geld verdient – nicht mit Gesundheit.
- Zweitens muss es auch aus Klima- und Umweltschutzperspektive das Ziel sein, dass sich Angebot und Nachfrage nach Gesundheitsdienstleistungen decken: Werden Über-, Fehl- und Unterversorgung im Gesundheitswesen minimiert, reduzieren wir damit auch Emissionen und steigern die Versorgungsqualität. Diese Logik der Mehrgewinne muss stärker über Sektoren hinweg ausgebaut werden.
- Und drittens muss der ökologische Fußabdruck für alle Gesundheitsdienstleistungen und -produkte erst bilanziert und anschließend reduziert werden. Hier braucht es dringend klare Zielvorgaben und Regeln des Gesetzgebers. Dazu gehören auch Vorgaben für Emissionsreduzierung von Arzneimitteln und Medizinprodukten, den Ausbau erneuerbarer Energien in Gesundheitseinrichtungen, eine überwiegend

pflanzenbasierte und regionale Gemeinschaftsverpflegung, e-betriebene Krankentransporte oder klimaneutrale, digitale Gesundheitsleistungen.
Multiple Krisen und sich verringernde Ressourcen gestatten uns nicht, die Herausforderungen sequenziell abzuarbeiten. Stattdessen braucht es jetzt Maßnahmen und Aktivitäten in allen Sektoren und auf allen Ebenen. Gesunde Menschen wird es nur auf einem gesunden Planeten geben. Der Gesundheitssektor hat sich auf den Weg gemacht. In transdisziplinären Konstellationen und mit neuen Allianzen werden wir für viele Hürden neue Perspektiven und Ansatzpunkte finden müssen.

Quellen
(1) https://doi.org/10.1038/s41586-023-06083-8
(2) Baltruks, D. et al. (2022): Gesundheit innerhalb planetarer Grenzen. Policy Brief 01-2022. Berlin.
(3) Eis, D., et al. (2010): Klimawandel und Gesundheit – Ein Sachstandsbericht. Berlin, Robert Koch-Institut.
(4) Wissenschaftlicher Beirat der Bundesregierung Globale Umweltveränderungen (WBGU) (2023): Gesund leben auf einer gesunden Erde. Berlin.
Sachverständigenrat für Umweltfragen (SRU)(2023): Umwelt und Gesundheit konsequent zusammendenken. Berlin.
(5) www.thelancet.com/countdown-health-climate
(6) www.who.int/europe/publications/i/item/EURO-Budapest2023-6

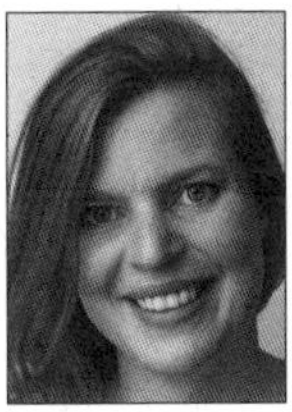

Was ist Ihr bewährtes Hausmittel gegen persönliches und planetares Kopfweh?
Eine Rückbesinnung, dass wir Menschen Teil der Natur sind und Zutrauen, dass wir zukünftig planetare Gesundheit besser als bisher gestalten können.

Zur Autorin
Maike Voss ist Gründungsmitglied von Women in Global Health und Mitglied der Fachgruppe zur Aktualisierung des Sachstandsberichts Klimawandel und Gesundheit am Robert Koch-Institut. Sie lehrt an mehreren deutschen Universitäten.

Kontakt
Maike Voss
Centre for Planetary Health Policy (CPHP)
E-Mail maike.voss@cphp-berlin.de

Neuer Orientierungsrahmen für gesundheitsbezogene Umweltpolitik

Ökosalute Politik

Umweltkrisen haben vielfältige Einflüsse auf die menschliche Gesundheit. Die Gesundheit von Ökosystemen, Tieren und Pflanzen zu erhalten, ist daher auch Gesundheitsvorsorge für den Menschen. Bund, Länder und Kommunen müssen die Politikfelder Umwelt und Gesundheit daher konsequent zusammendenken.

Von Claudia Hornberg und Markus Salomon

Die Umwelt, in der wir leben, hat einen großen Einfluss auf unsere Gesundheit. Das zeigt sich im Besonderen bei Umweltproblemen, die direkten Einfluss auf das menschliche Wohlbefinden und die Gesundheit haben. Prominente Beispiele hierfür sind die Belastung der Außenluft mit Schadstoffen wie Feinstaub und Stickoxiden (NO_x), der Umgebungslärm, der Eintrag von Chemikalien in die Umwelt sowie der Klimawandel.

Die Feinstaubbelastung führt in Deutschland zu den höchsten umweltbezogenen Krankheitslasten. So wird sie mit etwa 32.300 zusätzlichen Todesfällen in Zusammenhang gebracht (1) und dies, obwohl die europäischen Feinstaubgrenzwerte inzwischen flächendeckend eingehalten werden. Das liegt daran, dass die Grenzwerte deutlich zu hoch sind und über den Empfehlungen der Weltgesundheitsorganisation WHO liegen. Für den Lärm in der Umgebung, in der wir leben, lernen und arbeiten, ist an erster Stelle der Verkehr verantwortlich. Etwa 15 Millionen Menschen sind in Deutschland Verkehrslärmbelastungen ausgesetzt, die negative Ge-

sundheitswirkungen verursachen können. (2) Chemikalien werden in allen Umweltmedien und im Menschen nachgewiesen. (3) Besonders problematisch sind Stoffe, die in die Umwelt gelangen, dort nur sehr langsam abgebaut werden und sich in Menschen und Tieren anreichern können. Die große Zahl angewendeter Stoffe und die Chemikalienmischungen, mit denen wir in Kontakt kommen, machen eine Gesundheitsrisikobewertung sehr schwierig. Der Klimawandel hat sowohl direkten als auch indirekten Einfluss auf Menschen. So erhöhen Hitzeereignisse, die mit der Klimaerwärmung häufiger auftreten, das Risiko für hitzebedingte Erkrankungen. Trockenheit und Wasserknappheit wiederum erschweren die Versorgung mit gesundheitsunbedenklichem Trinkwasser.
Umwelt ist aber nicht nur ein Risikofaktor, sondern stellt den Menschen wichtige Gesundheitsressourcen bereit. Neben Lebensmitteln und Trinkwasser gehören dazu unter anderem auch Räume, um sich zu erholen oder Freizeitaktivitäten nachzugehen. Wichtig dabei sind Orte für Begegnungen sowie Anreize für den Menschen, sich zu bewegen. Eine große Bedeutung für ein gesundes Leben haben Grünräume und Gewässer in den Städten, die neben den bereits genannten weitere positive Gesundheitswirkungen haben. Sie helfen etwa dabei, die Luft abzukühlen und somit Hitze abzumildern.
Die Beispiele zeigen, dass Umwelt und Gesundheit zusammen betrachtet werden müssen - ein Kernanliegen des Sondergutachtens „Umwelt und Gesundheit konsequent zusammendenken", das der Sachverständigenrat für Umweltfragen (SRU) im Juni 2023 veröffentlich hat. (4)

Menschliche und tierische Gesundheit gemeinsam betrachten

Die Gesundheit von Menschen und von Tieren steht in einem Zusammenhang. Das zeigt sich im Besonderen anhand des Problems der Antibiotikaresistenzen, als eine seit Längerem bestehende Herausforderung der Gesundheitsversorgung (vgl. S. 88 ff.). Die Zunahme von Antibiotikaresistenzen führt dazu, dass sich Infektionskrankheiten immer schlechter behandeln lassen. Gegen manche multiresistenten Erreger sind schon heute keine Wirkstoffe mehr verfügbar. Knapp 10.000 Todesfälle in Deutschland weisen einen Zusammenhang von Infektionen mit resistenten Bakterien auf.

Neben dem Einsatz von Antibiotika beim Menschen trägt auch die Verwendung der Wirkstoffe in der (industriellen) Tierhaltung dazu bei, dass sich Resistenzen und resistente Erreger ausbreiten. (5) Vom Stall zum Menschen gelangen sie über unterschiedliche Pfade: durch Personen, die in der Tierhaltung arbeiten, über Lebensmittel sowie über den Kontakt zu kontaminierten Umweltmedien. Zwar konnten die Wirkstoffmengen im veterinärmedizinischen Bereich gesenkt werden, trotzdem sind weitere Maßnahmen erforderlich (vgl. S. 46 ff.). Insbesondere sollten keine Reserveantibiotika - also Wirkstoffe die beim Menschen dann eingesetzt werden, wenn herkömmliche Antibiotika versagen - in der Tierhaltung angewendet werden. Mit der Deutschen Antibiotika-Resistenzstrategie (DART) sind eine Reihe von Minderungsmaßnahmen auf den Weg gebracht worden. Unter anderem wurde der Einsatz der Wirkstoffe an verschiedene Auflagen geknüpft. Weitergehend empfiehlt es sich, den vorsorgenden Gesundheitsschutz in der Tierhaltung zu stärken. So können tiergerechtere Haltungsbedingungen dazu beitragen, die Tiergesundheit zu verbessern, und somit den Einsatz von Medikamenten vermindern. Dies dient darüber hinaus dem Tierwohl und einer nachhaltigen Landwirtschaft.
Das Problem der Ausbreitung von Antibiotikaresistenzen zeigt anschaulich, wie wichtig es ist, die Gesundheit von Mensch, Tier und Umwelt im Sinne eines One-Health-Ansatzes gemeinsam zu betrachten.

Soziale Dimension von Umwelt und Gesundheit mitdenken

Alle Aktivitäten, die Umwelteinflüsse in den Blick nehmen, um die Gesundheit der Menschen zu verbessern oder zu fördern (gesundheitsbezogener Umweltschutz), müssen die soziale Dimension mitdenken. Umweltbelastungen wie auch Umweltressourcen sind häufig ungleich verteilt. Menschen mit einem niedrigen sozioökonomischen Status leben auffällig oft dort, wo die Außenluft sehr hohe Schadstoffkonzentrationen aufweist, der Lärm besonders intensiv ist und grüne Erholungsräume sowie urbane Gewässer fehlen. Das ist gerade für Menschen problematisch, die empfindlich auf verschiedene Umweltstressoren reagieren. So sind Kinder und das ungeborene Leben in der Regel besonders anfällig für Schadstoffeinflüsse. Gleichzeitig verfügen sozial benachteiligte Personen häufig über weniger finanzielle Mittel, um sich vor negativen Umwelteinflüssen zu schützen oder um private

Erholungsmöglichkeiten wahrzunehmen. Deshalb ist die Politik gefordert, gesunde und gerechte Umweltbedingungen für alle zu schaffen.
Dafür bietet das normative Leitbild der Umweltgerechtigkeit eine wichtige Orientierung. (4) Im Mittelpunkt stehen dabei drei Gerechtigkeitsaspekte. Die Verteilungsgerechtigkeit fragt danach, wie gesundheitsrelevante Umweltressourcen und -risiken sozialräumlich verteilt sind. Bei der Verfahrensgerechtigkeit geht es darum, inwiefern betroffene Menschen in gesundheits- und umweltbezogene Politik- und Verwaltungsprozesse eingebunden werden. Umweltbezogene Ergebnisgerechtigkeit wiederum zielt darauf ab, eine ungerechte Verteilung von Umweltgütern durch Kompensationsleistungen auszugleichen.

„Ziel der Umweltgerechtigkeit ist es, die sozialräumliche Konzentration von negativen Umweltbedingungen abzubauen und einen gerechten Zugang zu Umweltressourcen zu ermöglichen."

Ziel der Umweltgerechtigkeit ist es, die sozialräumliche Konzentration von negativen Umweltbedingungen abzubauen und einen gerechten Zugang zu Umweltressourcen zu ermöglichen. Das hilft dabei, die gesundheitlichen Chancen aller Menschen zu verbessern, und trägt dazu bei, Benachteiligungen aufgrund des Wohnortes oder der sozialen Lage zu vermindern. Ein sehr wichtiger erster Schritt hierfür ist es, im Rahmen eines Monitorings, Mehrfachbelastungen und eine sozialräumlich ungleiche Verteilung von Umweltbelastungen und -ressourcen zu ermitteln. Alle Städte ab einer Größe von 100.000 Einwohner*innen und einer Bevölkerungsdichte von mehr als tausend Einwohner*innen pro Quadratkilometer sollten vom Gesetzgeber zu einem solchen Monitoring verpflichtet werden. Auf der Grundlage dieser Daten lassen sich dann entsprechende Maßnahmen ergreifen. Außerdem sollten die Kommunen im Sinne der doppelten Innenentwicklung und angesichts des hohen Drucks, Wohnraum zu schaffen, Grünräume erhalten und entwickeln (vgl. S. 81 ff.). Bei dieser wichtigen Gesundheitsaufgabe sollte der Bund sie unterstützen.

Zusammenbringen, was zusammengehört

Es gibt bereits eine Reihe von Konzepten und Leitlinien, um Umwelt und Gesundheit in einen Zusammenhang zu stellen. Neben dem Ansatz, Gesundheit in allen Politiken zu berücksichtigen („Health in all policies") erfahren derzeit insbesondere die ganzheitlichen Gesundheitskonzepte One Health und Planetary Health einiges an Aufmerksamkeit. Aber auch andere Ansätze betonen die Verbindungen zwischen Umwelt, Gesundheit und Gesellschaft.

Das neue Leitbild „Ökosalute Politik" des SRU will die verschiedenen konzeptionellen Einsichten miteinander verknüpfen. Ziel ist es, einen Orientierungsrahmen für die gesundheitsbezogene Umweltpolitik zu schaffen. Dabei folgt das Leitbild den folgenden sechs Grundsätzen:

1. *Umweltschutz ist eine Voraussetzung für Gesundheit und Freiheit:* Neben einer freiheitlichen, demokratischen und sozial gerechten Gesellschaft, bedarf es auch einer Umwelt, die die Gesundheit der Menschen bestmöglich unterstützt.
2. *Schutz der lokalen und der planetaren Umwelt:* Gesundheitsbezogene Umweltpolitik beginnt mit dem Schutz der Umwelt vor Ort, muss aber zudem Sorge tragen, dass die planetaren Belastungsgrenzen eingehalten werden.
3. *Umwelt als Risiko und Chance für die Gesundheit:* Gesundheit muss zum einen vor schädlichen Umwelteinflüssen geschützt werden. Zum anderen ist es erforderlich, die positiven Einflüsse der natürlichen und baulichen Umwelt zu stärken.
4. *Gesundheitsressource Natur:* Der Erhalt der uns umgebenden natürlichen Umwelt ist entscheidend, um die menschliche Gesundheit zu schützen und zu fördern.
5. *Gesundheitsbezogene Umweltpolitik für alle:* Ziel der gesundheitsbezogenen Umweltpolitik sollte es sein, für alle Menschen möglichst sichere und gesundheitsfördernde Lebensbedingungen zu schaffen.
6. *Gesundheitsbezogene Umweltpolitik mit allen:* Gesundheitsbezogener Umweltschutz muss ein zentrales Anliegen aller Politikbereiche und -ebenen sein. Zudem ist die Zivilgesellschaft umfassend einzubinden.

Kernanliegen einer ökosaluten Politik ist aus Sicht des SRU, eine Umwelt zu schaffen, in der alle gut und gesund leben können.

Quellen

(1) www.eea.europa.eu/publications/harm-to-human-health-from-air-pollution/table-2.
(2) www.umweltbundesamt.de/daten/umwelt-gesundheit/gesundheitsrisiken-durch-umgebungslaerm
(3) www.eea.europa.eu/publications/emerging-chemical-risks-in-europe
(4) www.umweltrat.de/SharedDocs/Downloads/DE/02_Sondergutachten/2020_2024/2023_06_SG_Umwelt_und_Gesundheit_zusammendenken.html
(5) www.ecdc.europa.eu/en/publications-data/third-joint-interagency-antimicrobial-consumption-and-resistance-analysis-report
(6) Böhme, C. / Franke, T. et al. (2022): Umweltgerechtigkeit in Deutschland: Praxisbeispiele und strategische Perspektiven. Abschlussbericht, Umweltbundesamt, Dessau-Roßlau. In: Umwelt und Gesundheit 04/2022.

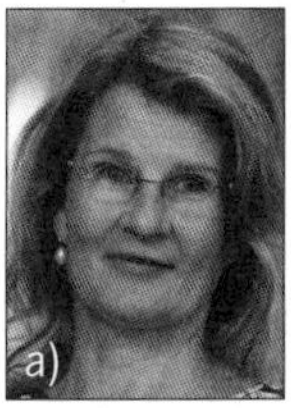

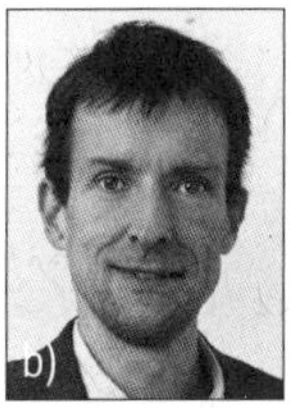

Was ist Ihr bewährtes Hausmittel gegen persönliches und planetares Kopfweh?

a) Ich habe selten Kopfweh. Wenn ich Kopfweh habe, gehe ich schlafen.

b) Paddelschläge auf einem ruhigen, naturnahen Gewässer.

Zu den Autor*innen

a) Claudia Hornberg ist Biologin, Ökologin und Humanmedizinerin. Seit 2018 ist sie Gründungsdekanin der Medizinischen Fakultät OWL der Universität Bielefeld. Sie leitet die Arbeitsgruppe Sustainable Environmental Health Sciences. Seit 2016 ist sie Vorsitzende des SRU.

b) Markus Salomon ist Biologe und wissenschaftlicher Mitarbeiter in der Geschäftsstelle des SRU. Er betreut die Themenbereiche Wasser, Meere und Gesundheit.

Kontakt

Prof. Dr. Claudia Hornberg
Universität Bielefeld, Medizinische Fakultät Ostwestfalen-Lippe (OWL)
E-Mail claudia.hornberg@uni-bielefeld.de
Dr. Markus Salomon
Sachverständigenrat für Umweltfragen (SRU)
E-Mail markus.salomon@umweltrat.de

Globale Dringlichkeitsgovernance

Gesund leben auf einer gesunden Erde

Die drei großen Umweltkrisen unserer Zeit lassen sich nur durch eine weltweit koordinierte und demokratisch ausgehandelte Umwelt- und Gesundheitspolitik aus einem Guss erfolgreich bekämpfen. Integrativ und langfristig angelegt kann sie die Umsetzung der globalen Nachhaltigkeitsagenda vorantreiben.

Von Anna-Katharina Hornidge und Sarah Löpelt

Die Gesundheit und das Wohlbefinden des Menschen sind untrennbar mit der Gesundheit anderer Arten und Ökosysteme verbunden. Die Art und Weise, wie wir mit unserem Planeten umgehen, wird dieser Untrennbarkeit nicht gerecht. Das zeigt sich insbesondere im Umgang mit Klimawandel und Artensterben und ihren gesundheitlichen Auswirkungen für den Menschen. Mit unserer institutionell getrennten und oft inkohärenten Umwelt- und Gesundheitsschutzpolitik, den zersplitterten Politik-, Verwaltungs- und Rechtssystemen (vgl. S. 67 ff.) und kurzfristigen Reaktionen auf globale Krisen sind wir schlecht gerüstet, um mittel- und langfristige Nachhaltigkeitsziele zu erreichen und die Gesundheit von Menschen, Tieren und Ökosystemen auf einem gesunden Planeten zu sichern.

Dies ist die zusammenfassende Analyse des im Juni 2023 veröffentlichten Hauptgutachtens „Gesund leben auf einer gesunden Erde" des Wissenschaftlichen Beirats der Bundesregierung Globale Umweltveränderungen (WBGU). (1) Vor dem Hintergrund multipler Krisen legt der Beirat die Vision „Gesund leben auf einer gesunden Erde" als Governanceebenen-übergreifendes Leitbild für politische Zukunftsgestaltung vor. Das Gutachten setzt sich mit den Herausforderungen des Gesundheit-Umwelt-Nexus, insbesondere in den Lebensbereichen Ernähren, Wohnen und Bewegen, auseinander und legt konkrete Handlungs- und Forschungsempfehlungen vor. Hierbei setzt es sich besonders für eine „globale Dringlichkeitsgovernance" ein, mittels derer möglichst vielen Menschen weltweit ein gesundes Leben auf einer gesunden Erde ermöglicht werden soll.

Gesundheit in Zeiten multipler Krisen

Wir leben in »syndemischen Zeiten«. Also Zeiten, die vom Zusammenspiel von Gesundheits- und Umweltkrisen geprägt sind. Fünf Beobachtungen stellt der WBGU hierbei in den Vordergrund:

1. Die Gesundheit des Menschen ist untrennbar mit dem Wohlergehen der Tiere und Ökosysteme verbunden.
2. Drei Umweltkrisen – Klimawandel, Verlust der biologischen Artenvielfalt und Umweltverschmutzung – verschärfen die globale Gesundheitskrise. Die Eindämmung dieser Umweltkrisen ist zentrale Voraussetzung für die Sicherung von menschlichem Leben auf der Erde.
3. Die Bekämpfung von Krankheiten allein reicht nicht aus, um menschliche Gesundheit mittel- und langfristig zu erhalten. Stattdessen muss die Prävention von Krankheiten, die Gesundheitsförderung und der Erhalt resilienter Ökosysteme als Ergänzung zur akuten, kurzfristigen Behandlung und Kontrolle von Krankheiten gestärkt werden.
4. Da Ungleichheit und Armut die globalen Gesundheits- und Umweltrisiken verstärken, ist ihre Bekämpfung eine wesentliche Voraussetzung, um die negativen Gesundheitstrends aufzuhalten und Zugang zu medizinischer Grundversorgung und Teilhabe an medizinischem Fortschritt weltweit sicherzustellen.
5. Die bestehenden multilateralen Strukturen und Institutionenlandschaften internationaler Kooperation sind nicht geeignet, die gleichzeitigen und globalen Gesundheits- und Umweltkrisen zu bewältigen. Obwohl etwa die Agenda 2030 für

nachhaltige Entwicklung der Vereinten Nationen (Sustainable Development Goals, SDGs) die Zusammenhänge zwischen menschlicher Gesundheit, Wohlbefinden und den drei Dimensionen der Nachhaltigkeit thematisiert, fehlt es an systemübergreifenden Maßnahmen zur Koordination, Verzahnung und Umsetzung des Schutzes der menschlichen Gesundheit und der Umwelt.

In jüngster Zeit gibt es Anzeichen für einen Austausch und eine Zusammenarbeit zwischen Gesundheits- und Umweltinstitutionen auf internationaler Ebene, beispielsweise zwischen der Weltgesundheitsorganisation (WHO), der Weltorganisation für Tiergesundheit (WOAH), der Ernährungs- und Landwirtschaftsorganisation

1 Die fünf Eckpunkte der WBGU-Vision „Gesund leben auf einer gesunden Erde"

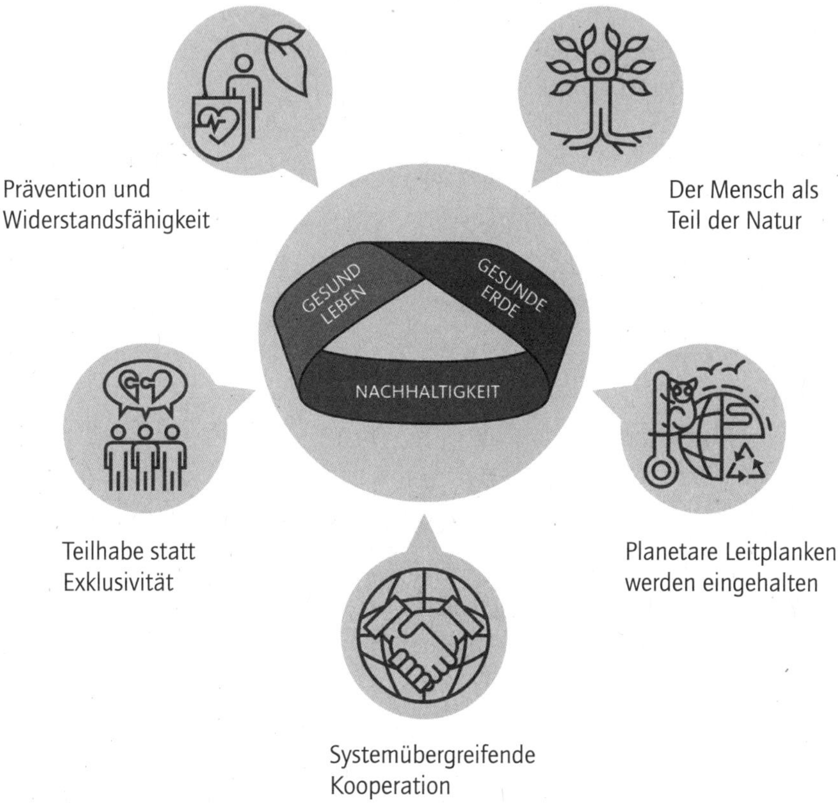

_Quelle: WBGU, (1) S. 64.

der Vereinten Nationen (FAO) und dem Umweltprogramm der Vereinten Nationen (UNEP). Dennoch hinkt die Umsetzung internationaler Vereinbarungen im Gesundheits- und Umweltbereich noch hinterher.

Weltweites Notfallmanagement durch Verantwortungsübernahme

Die Vision des WBGU beinhaltet das Bewusstsein, dass die planetaren Leitplanken zu respektieren sind. Ziel ist es, eine lebenserhaltende und -fördernde Umwelt zu gestalten, von hohem gesellschaftlichem Zusammenhalt geprägte, widerstandsfähige Gesellschaften zu fördern und mittels internationaler Kooperation die Vision als Grundlage unserer Wirtschafts- und Lebensweisen zu etablieren. Die Vision lässt sich nur verwirklichen, wenn das internationale Prinzip der Nachhaltigkeit konsequent umgesetzt wird (vgl. Abb. 1). Das Thema Gesundheit kann dabei die Transformation zur Nachhaltigkeit vorantreiben.

Diese globale Dringlichkeitsgovernance – ein sperriger Begriff mit klarer Suchrichtung – ist durch drei Leitprinzipien gekennzeichnet:

1. eine horizontale (ressortübergreifende), vertikale (Mehrebenen-) und kohärente Politikgestaltung, die innen- und außenpolitische Bereiche systematisch koordiniert und auf dem Leitprinzip „Gesund leben auf einer gesunden Erde" basiert,
2. politische Steuerung und Prozessorganisation, die Prozesse des Strukturwandels (Transformation) zur Nachhaltigkeit wesentlich fördern, einschließlich Regulierungsansätze, Anreizsysteme, Abbau von Bürokratie und Mobilisierung von Interessengruppen durch Partizipation und
3. eine langfristige Gestaltungsperspektive mit einer radikalen kurzfristigen Wirksamkeit, die mittel- bis langfristig Handlungsspielräume und eine kluge Reflexion und demokratische Auseinandersetzung gewährleistet, um den vernetzten globalen Krisen entschieden entgegenzutreten.

Globale Dringlichkeitsgovernance ist eine inklusive, die Diversität von Gesellschaften einbindende Form der Entscheidungsfindung. Sie erkennt die Allgemeine Erklärung der Menschenrechte sowie eine regelbasierte internationale Ordnung mit der Agenda 2030, dem Pariser Klimaabkommen und dem Kunming-Montreal-Biodiversitätsabkommen als Grundpfeiler eines globalen Miteinanders an. Es bedarf hierbei der globalen Politikgestaltung bei gleichzeitiger Gestaltung lokaler, nationaler und stets kontextualisierter Nachhaltigkeitstransformationen. Eine globale Dringlichkeitsgovernance bedeutet somit eine kooperative, alle Politikfelder übergreifende Verantwortungsübernahme entlang der Vision „Gesund leben auf einer gesunden Erde" und dem Prinzip „Health in all Policies". Regierungen, Unternehmen und andere Organisationen (wie die Vereinten Nationen, EU, G7, G20, Multi-Stakeholder-Allianzen, Privatwirtschaft und Zivilgesellschaft) müssen sich gemeinsam um die drängenden Probleme kümmern. Das erfordert, dass sie eng zusammenarbeiten und sowohl politisch, als auch intellektuell und wirtschaftlich die Führung übernehmen.

Vor dem Hintergrund der mangelnden Umsetzung der Agenda 2030 ist eine Beschleunigung der Zielerreichung dringend erforderlich. Obwohl das Wissen über die Instrumente zur Erreichung der SDGs weitgehend vorhanden ist, werden sie nicht vollständig umgesetzt oder verbindlich gemacht. Zudem birgt das kurzfristige Reagieren auf globale Krisen die Gefahr, mittel- und langfristige Nachhaltigkeitsziele zu übersehen. Ein hoher Grad der Fragmentierung und fehlender Koordination von Gesundheits- und Umweltpolitiken bedingt bis heute inkohärente Politikgestaltung zum Zusammenspiel von Umweltwandel und menschlicher Gesundheit und behindert transformatives Handeln, das systemische, mittel- und langfristige, nachhaltige, synergetische und solidarische Lösungen entwickelt. Daher ist eine global koordinierte, beschleunigte Governance mit einer langfristigen Perspektive erforderlich, die dem dringenden Bedarf an wirksamen Maßnahmen gerecht wird.

Ambitionierte Vision für eine lebenswerte Zukunft

Statt unterschiedliche Konzepte an der Schnittstelle von Umwelt, Mensch und Tier (u. a. One Health, Planetary Health) in Konkurrenz zueinander zu stellen, entwirft der WBGU mit seinem Gutachten eine handlungsleitende Vision, die sich für die Sache an sich einsetzt: gesundes Leben auf einer gesunden Erde zu ermöglichen – und dies für Menschen aller Einkommensgruppen, Religionszugehörigkeiten oder Ethnien weltweit. Inwiefern die Version realistisch ist, bewertet der Rat nicht. Stattdessen gibt er die Richtung politischen Handelns für Zukunftsgestaltung vor und unterstreicht, dass die Vision mit Vehemenz und Mut für Weitsicht vorangetrieben werden muss. Globale Dringlichkeitsgovernance steht hierbei im Zentrum: Handeln über Ressort-, Sektor- und Governanceebenen hinweg, im konstanten Dialog miteinander und in transregionalen Allianzen mit gesellschaftlichen Akteuren aus Niedrig-, Mittel- und Hocheinkommensländern aller Kontinente. Es ist ein ambitioniertes Bild, dass der WBGU zeichnet. Für eine Zukunft, die lebenswert ist – für alle Lebewesen und Ökosysteme unserer Erde.

Literatur

(1) www.wbgu.de/de/publikationen/publikation/gesundleben
(2) www.wbgu.de/de/der-wbgu/auftrag

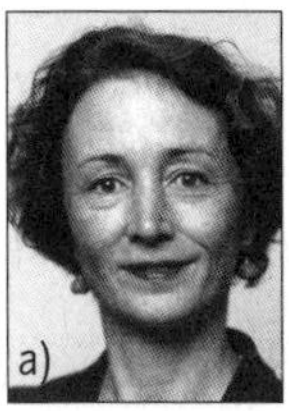

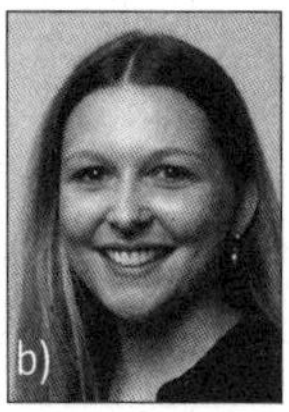

Was ist Ihr bewährtes Hausmittel gegen persönliches und planetares Kopfweh?

a) Gestaltungsoptimismus. Jeden Tag. Schritt für Schritt. Ein Marathon. Zukunft.

b) Perspektivwechsel: Den Fokus auf die kleinen Erfolge legen, sie feiern und dankbar für sie sein.

Zu den Autorinnen

a) Anna-Katharina Hornidge ist Direktorin des IDOS und Professorin für Globale Nachhaltige Entwicklung an der Universität Bonn. Seit Herbst 2020 ist sie Mitglied des WBGU.

b) Sarah Löpelt ist Politikwissenschaftlerin und wiss. Mitarbeiterin am IDOS. Von 2022 bis 2023 war sie als Referentin von Anna-Katharina Hornidge für den WBGU tätig.

Kontakt

Prof. Dr. Anna-Katharina Hornidge
Sarah Löpelt
German Institute of Development and Sustainability (IDOS)
E-Mail Anna-Katharina.Hornidge@idos-research.de
Sarah.Loepelt@idos-research.de

DIAGNOSEN

Die Covid-19-Pandemie hat eindrücklich gezeigt, wie eng die Gesundheit von Tier, Mensch und Umwelt miteinander verflochten ist. Daher müssen Human- und Veterinärmedizin künftig enger zusammenarbeiten. Auch die gezielte Stärkung der psychischen Resilienz ist in Zeiten multipler Krisen wichtig. – Warum stellt der motorisierte Individualverkehr ein ernsthaftes Gesundheitsrisiko dar? Welche rechtlichen Rahmenbedingungen befördern den Wandel im Gesundheitssektor? Was hilft bei der Prophylaxe von Zoonosen?

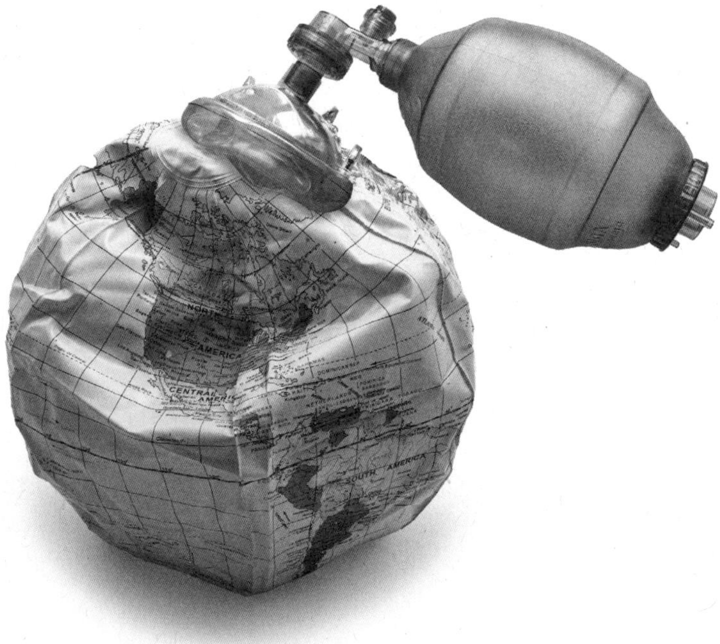

Gesundheit von Tier, Mensch und Umwelt

Verflechtungen erkennen und verstehen

Spätestens seit der Covid-19-Pandemie weiß die Öffentlichkeit, was passieren kann, wenn Krankheitserreger vom Tier auf den Menschen überspringen. Um Krankheitsausbrüche besser vorhersagen und frühzeitig eingreifen zu können, müssen Veterinär- und Humanmedizin enger zusammenarbeiten, um ihre Expertise und Ressourcen zu bündeln.

Von Anna V. Schantz, Sven Klimpel und Dorian D. Dörge

Die Übertragungswege von Infektionskrankheiten können vielfältig sein. Sie reichen von direktem und indirektem Kontakt, über Nahrung oder das Trinkwasser sowie über die Luft bis hin zu der Übertragung zwischen dem Menschen und einem tierischen Vektor. Eine Krankheit, die so zwischen Menschen und (Wirbel-) Tieren übertragen werden kann, nennt man Zoonose. Im Kontext von Infektionskrankheiten bezieht sich der Begriff „Vektor" auf ein Lebewesen, das Krankheitserreger (Viren, Bakterien, Pilze, Parasiten) von einem infizierten Wirt auf einen anderen überträgt, ohne selbst zu erkranken. Typische Vektoren sind Insekten wie Mücken, Fliegen, Zecken und Flöhe, aber auch andere Tiere wie beispielsweise Nagetiere können als Vektoren fungieren. Diese Organismen spielen eine entscheidende Rolle bei der Verbreitung von Infektionskrankheiten, denn sie nehmen Krankheitserreger auf, tragen sie im Körper und übertragen sie dann durch Stiche oder Bisse auf andere Lebewesen.

Circa 60 Prozent der beim Menschen vorkommenden Pathogene sind zoonotischen Ursprungs oder werden zoonotisch übertragen. Weltweit gibt es aktuell rund 200 beschriebene Zoonosen, von denen circa 35 Prozent durch Parasiten verursacht werden. Zoonosen existieren bereits seit Langem. Schon Aufzeichnungen aus der Mitte des 14. Jahrhunderts beschreiben den Ausbruch der Pest, ausgelöst durch das Bakterium *Yersinia pestis* und übertragen von der Ratte auf den Menschen durch den Rattenfloh *Xenopsylla cheopis*.

Zoonosen nehmen zu

Gerade in den letzten Jahrzehnten scheinen Zoonoseerkrankungen immer häufiger aufzutreten und immer präsenter zu werden. Der Ausbruch der Vogelgrippe 2003 (H5N1) und 2013 (H7N9), die Schweinegrippe 2009 (H1N1) oder auch Ebola im Jahr 2014 sind dabei nur ein paar Beispiele. Auch die von Zecken übertragene Frühsommer-Meningoenzephalitis (FSME), die durch den Hunde- oder Fuchsbandwurm ausgelöste Echinokokkose, der durch den Waschbären übertragene Waschbärspulwurm oder die Tollwut sind sicher vielen ein Begriff. Die wohl bekannteste und aktuellste Zoonose, die zu einer Pandemie führte und ihren Ursprung in China hatte, ist Covid-19, ausgelöst durch das Coronavirus SARS-CoV-2.

Zoonosen entstehen durch verschiedene Mechanismen. Es gibt jedoch in der Regel einen gemeinsamen Ausgangspunkt: das Vorhandensein oder die Entwicklung eines neuen oder veränderten Krankheitserregers – oft in Wildtierpopulationen, wo er sich vermehren kann. In Gebieten mit vielen verschiedenen Arten ist die Wahrscheinlichkeit höher, dass eine Vielzahl von potenziellen Zoonoseerregern vorhanden ist. Wenn die Artengrenze überwunden wird – oft durch Vektoren wie Stechmücken oder Zecken – kann ein Virus eine neue Wirtstierart infizieren, was als „Spill-Over" bezeichnet wird. Dies kann Wild-, Haus- oder Nutztiere sowie Menschen umfassen, insbesondere wenn es zu engem Kontakt mit infizierten Tieren kommt. Das Virus kann sich dann im neuen Wirt vermehren und weitere Organismen infizieren (vgl. Abb.1).

Ein gutes Beispiel für dieses Phänomen ist die jährlich auftretende FSME-Erkrankung: Das FSME-Virus, ein Flavivirus, ist in Europa und Asien verbreitet und nutzt Kleinsäuger als natürliche Wirte. Verschiedene Arten von Zecken, insbesondere der

Gemeine Holzbock *(Ixodes ricinus)*, fungieren als Vektoren und Reservoirwirte für das Virus. Wenn eine Zecke einen infizierten Wirt sticht, kann sie das FSME-Virus aufnehmen. Wenn sie dann einen Menschen sticht, der nicht der übliche Wirt ist, kann das Virus durch den Zeckenstich auf den Menschen übertragen werden. Eine Infektion kann eine Enzephalitis (Gehirnentzündung) verursachen, die schwerwiegende Folgen haben kann.

Ein anderes Beispiel sind die Coronaviren, sie sind weltweit verbreitet und schon lange durch Krankheiten wie SARS (Schweres Akutes Respiratorisches Syndrom) oder MERS (Middle East Respiratory Syndrome) bekannt. Bei der Covid-19-Pandemie wird der Ursprung in Fledermäusen aus China vermutet, die als Reservoirwirte das SARS-CoV-2-Virus in sich trugen. Allerdings ist bisher nicht abschließend geklärt, wie das Virus auf den Menschen übertragen wurde. Angenommen wird, dass

1 Übertragungswege von Krankheitserregern im Fall von Zoonosen

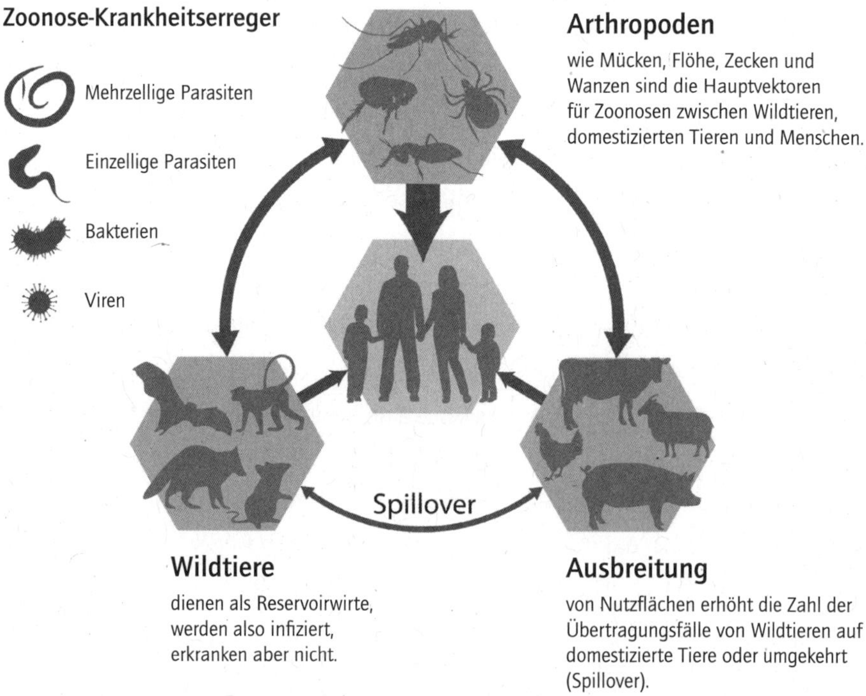

_Quelle: Eigene Darstellung

sogenannte Wet Markets (Nassmärkte) die Infektionsquelle sein könnten. Ein Wet Market ist ein traditioneller Markt, auf dem eine Vielzahl von frischen Lebensmitteln verkauft wird. Diese Märkte sind oft bekannt für ihre lebenden Tiere, die vor Ort verkauft oder geschlachtet werden, und für die Vielfalt an exotischen Tierarten, die zum Verzehr angeboten werden. Inzwischen betrachten viele Menschen Wet Markets kritisch, da sie als potenzielle Quelle für die Verbreitung von Krankheiten, insbesondere Zoonosen, gelten. Die beengten Bedingungen und der enge Kontakt zwischen verschiedenen Tierarten und Menschen schaffen ideale Bedingungen für den Übergang von Krankheitserregern zwischen Tier- und Menschenpopulationen. Auch ist es möglich, dass es zwischen der Fledermaus als Reservoirwirt und dem Menschen einen Zwischenwirt gegeben hat, in dem sich das SARS-CoV-2-Virus weiterentwickelt hat. Als mögliche Zwischenwirte stehen hier beispielsweise das Malaysische Schuppentier *(Manis javanica)* oder auch der Marderhund *(Nyctereutes procyonoides)* im Verdacht. Diese These unterstützen die Ergebnisse der Sequenzierung und Untersuchung des Marderhundgenoms, wodurch Gene für zwei Membranproteine nachgewiesen werden konnten, an die Sars-CoV-2 andocken kann. (1) (2)

Mehr interdisziplinäre Zusammenarbeit notwendig

Während die Humanmedizin sich ausschließlich mit dem menschlichen Körper und dessen Krankheiten beschäftigt, untersucht die Veterinärmedizin Krankheiten von Tieren. In der Ökologie, als Teilwissenschaft der Biologie, werden darüber hinaus die Beziehungen von Lebewesen untereinander und zu ihrer Umwelt untersucht. All diese Bereiche sind in der Erforschung von Zoonosen wichtig, um den Ursprung und die Verbreitung dieser, aber auch die Behandlung von Krankheitssymptomen zu verstehen und behandeln zu können. Um auf neu auftretende Krankheiten, im speziellen Fall Zoonosen, schnell reagieren zu können, muss der Ursprung eines solchen Krankheitsausbruchs verstanden werden. Wenn schnell erkannt wird, in welchen Wirten ein Pathogen natürlicherweise vorkommt und welche Vektoren geeignet für dessen Verbreitung sind, kann früher in den Verlauf einer Krankheit eingegriffen werden. So ist es beispielsweise möglich, die Spill-Over-Events zu verringern und eine Reduktion der Infektionen in anderen Populationen, auch beim

Menschen, zu erreichen. Je früher der Zeitpunkt, zu dem der Ausbruch einer Krankheit verstanden wird, desto besser können die verschiedenen Akteur*innen darauf reagieren. Sind demnach schnell Ursprungspopulation und Vektor eines Pathogens bekannt, lassen sich frühzeitig Maßnahmen ergreifen, um sich vor einer Infektion zu schützen. Bisher lag ein großer Schwerpunkt auf der Behandlung der Infektionen beim Menschen, nachdem eine Krankheit schon ausgebrochen war. Zukünftig sollten frühere Kontrollmaßnahmen ergriffen werden.

Die enge Zusammenarbeit zwischen Veterinär- und Humanmedizinern ist von entscheidender Bedeutung, um die Prävention, Überwachung und Kontrolle von Zoonosen und vektorübertragenen Krankheiten zu verbessern. Ein verbessertes Verständnis der Schnittstellen zwischen Tier- und Menschenkrankheiten sowie der Mechanismen der Übertragung ist unerlässlich, um effektive Maßnahmen zur Vorbeugung und Bekämpfung zu entwickeln. Ein erster Schritt zur Verbesserung der Zusammenarbeit besteht in der Etablierung regelmäßiger Kommunikationskanäle zwischen den beiden Fachbereichen. Der Austausch von Informationen über aktuelle Krankheitsausbrüche, neue Erkenntnisse in der Forschung und bewährte Praktiken ist entscheidend, um schnell auf neue Herausforderungen reagieren zu können. Darüber hinaus können gemeinsame Untersuchungen und Forschungsprojekte, die aufeinander aufbauen, dazu beitragen, ein umfassenderes Verständnis für die Übertragungswege, die Pathogenese und die Epidemiologie von Zoonosen zu entwickeln. Indem Veterinär- und Humanmediziner ihre Expertise und Ressourcen bündeln, können sie Krankheitsausbrüche besser vorhersagen, frühzeitig eingreifen und wirksame Kontrollmaßnahmen entwickeln.

One-Health – kollaborativ, multisektoral und transdisziplinär

Eine Verschiebung des Schwerpunkts der Zoonoseforschung hin zu einer interdisziplinären Zusammenarbeit könnte dazu beitragen, Lücken im Verständnis von Krankheitsübertragung und -kontrolle zu schließen. Durch verstärkte Forschungsförderung und -unterstützung lassen sich innovative Ansätze zur Prävention und Kontrolle von Zoonosen entwickeln.

Der One-Health-Ansatz ist ein integrativer Ansatz, der die enge Verbindung zwischen der Gesundheit von Tieren, Menschen und der Umwelt betont. Indem wir

> **„Veränderungen in der Umwelt, sei es durch den Klimawandel, die Habitatzerstörung oder die Veränderung von Ökosystemen, können die Verbreitung von Krankheitserregern beeinflussen und das Risiko von Zoonosen erhöhen.“**

diese Verflechtungen erkennen und verstehen, können wir effektiver auf die Herausforderungen im Zusammenhang mit Infektionskrankheiten reagieren, insbesondere auf Zoonosen, die von Tieren auf Menschen übertragen werden.

Inzwischen ist es anerkannt, dass die Gesundheit von Tieren und Menschen eng miteinander verbunden ist. Darüber hinaus ist die Umweltgesundheit ein wichtiger Bestandteil des One-Health-Ansatzes. Veränderungen in der Umwelt, sei es durch den Klimawandel, die Habitatzerstörung oder die Veränderung von Ökosystemen, können die Verbreitung von Krankheitserregern beeinflussen und das Risiko von Zoonosen erhöhen. So führen zum Beispiel Veränderungen in der Verbreitung von Vektoren wie Mücken oder Zecken durch den Klimawandel zu einem Anstieg von durch diese übertragenen Krankheiten. Ein Beispiel für eine erweiterte Ausbreitung einer Stechmücke ist die invasive Tigermücke *(Aedes albopictus)*, die inzwischen im Mittelmeerraum an vielen Stellen die dominante Mückenart darstellt. (3)

Indem wir die Gesundheit von Tieren, Menschen und der Umwelt schützen, können wir also das Risiko von Zoonosen verringern. Dies erfordert eine interdisziplinäre Zusammenarbeit zwischen Veterinär- und Humanmedizin, Umweltwissenschaftler*innen, Epidemiolog*innen, Ökolog*innen und anderen Fachleuten, um die Ursachen von Zoonosen zu verstehen, die Übertragungswege zu identifizieren und wirksame Präventions- und Kontrollmaßnahmen zu entwickeln. Der One-Health-Ansatz betont die Notwendigkeit dieser Zusammenarbeit und zeigt, wie der Schutz der Gesundheit von Tieren, Menschen und der Umwelt miteinander verbunden ist.

Quellen

(1) https://doi.org/10.3389/fgene.2021.658256
(2) Keller, M. / Peter, N. et al. (2022): SARS-CoV-2 and West Nile Virus Prevalence Studies in Raccoons and Raccoon Dogs from Germany. In: Viruses 14, S. 2559.
(3) https://doi.org/10.1007/s00436-015-4822-3

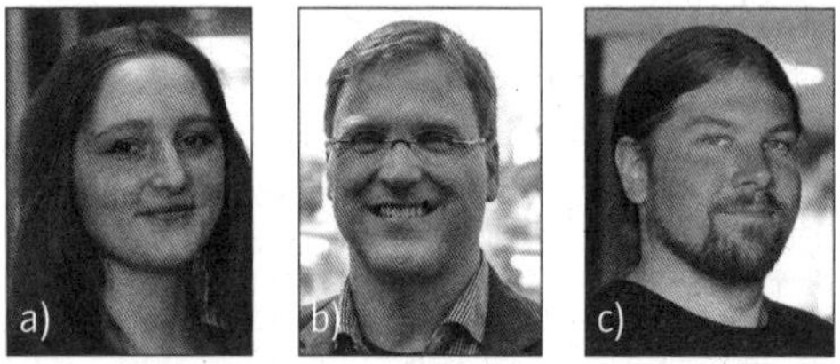

Was ist Ihr bewährtes Hausmittel gegen persönliches und planetares Kopfweh?

a) Ruhe, Besonnenheit und ein langer Spaziergang.

b) Ein gutes Buch lesen.

c) Ein Mittagsschlaf, dann löst sich Kopfschmerz und Klimawandel in Luft auf.

Zu den Autor*innen

a) Anna V. Schantz ist Biologin an der Goethe-Universität in Frankfurt und beschäftigt sich hauptsächlich mit ökologischen und parasitologischen Fragestellungen zu invasiven Arten.

b) Sven Klimpel ist Parasitologe, Infektionsbiologe und Professor an der Goethe-Universität sowie am Senckenberg BiK-F. Als Dekan leitet er dort seit 2017 den Fachbereich Biowissenschaften.

c) Dorian D. Dörge ist Biologe an der Goethe-Universität und beschäftigt sich schwerpunktmäßig mit vektorübertragenen Infektionskrankheiten.

Kontakt

Goethe-Universität in Frankfurt
Anna V. Schantz,
Prof. Dr. Sven Klimpel,
Dr. Dorian D. Dörge
E-Mail schantz@bio.uni-frankfurt.de
klimpel@bio.uni-frankfurt.de
doerge@bio.uni-frankfurt.de

Gesundheitsrisiko motorisierter Individualverkehr

Die Medizin wäre vorrätig

Lärm und Feinstaub machen Menschen krank. Zugleich schadet der motorisierte Individualverkehr dem Klima. Dabei gibt es längst vielfältige und erfolgreich erprobte Ideen für eine menschengerechte und gesundheitsförderliche Mobilität in der Stadt und auf dem Land. Was fehlt, ist der politische Mut.

Von Michael Eichinger, Thea Heck und Miriam Rath

Mobilität gehört zu den menschlichen Grundbedürfnissen und ermöglicht Arbeits- und Bildungsteilhabe, Zugang zur Natur und Freizeitdestinationen sowie geselliges Zusammensein mit Familie und Freunden. Sie ist damit Grundvoraussetzung für ein gesundes und erfülltes Leben. Darüber hinaus trägt aktive Mobilität, also das Zufußgehen und Radfahren, zur körperlichen Aktivität bei und fördert damit die Gesundheit.

Mobilität, wie wir sie heute als Gesellschaft organisieren, wirkt sich jedoch zugleich negativ auf die Gesundheit aus, wobei verkehrsbedingte Luftverschmutzung (u. a. Stickoxide, Kohlenmonoxid, Feinstaub) eine wichtige Rolle spielt. In der Europäischen Union sind circa 95 Prozent der städtischen Bevölkerung von Feinstaubkonzentrationen betroffen, die über dem Grenzwert der Weltgesundheitsorganisation liegen. Obwohl verkehrsbedingte Feinstaubemissionen nur einen Teil der Gesamtfeinstaubkonzentration ausmachen, zeigen diese Zahlen die Dimension des Problems. Weltweit verursachen verkehrsbedingter Feinstaub und Ozon etwa 385.000 vorzeitige Todesfälle pro Jahr, die auf ein erhöhtes Risiko für unter anderem Herz-Kreislauf- und Atemwegserkrankungen sowie Diabetes zurückzuführen sind.

Neben der Luftverschmutzung stellt Lärmbelastung einen wichtigen Risikofaktor dar. In europäischen Städten dürften etwa 40 Prozent der Bevölkerung verkehrsbedingtem Lärm in gesundheitsschädlichem Ausmaß ausgesetzt sein. Lärmbelastung führt zu rund 12.000 vorzeitigen Todesfällen pro Jahr, wobei verkehrsbedingter Lärm die wichtigste Lärmquelle darstellt und mit einem erhöhten Risiko für Schlaganfälle, Herz-Kreislauf-Erkrankungen und Diabetes einhergeht.
Darüber hinaus hat der motorisierte Individualverkehr zahlreiche weitere negative Auswirkungen und steht damit einem guten und gesunden Leben entgegen. Der Verkehrssektor trägt in Deutschland 20 Prozent zu den gesamten Treibhausgasemissionen bei und ist damit maßgeblicher Treiber der Klimakrise, die sich unter anderem über die Zunahme von Hitzewellen und Starkregenereignissen, die Ausbreitung von Vektoren (z. B. Zecken, Mücken) und psychische Belastungsfaktoren negativ auf die menschliche Gesundheit auswirkt. Der motorisierte Individualverkehr beansprucht große Flächen und schränkt damit den Spielraum für Grünraum ein, der gerade in dicht bebauten Quartieren die Hitzebelastung reduzieren, die Versickerung von Starkregen verbessern und so zu Gesundheit und Wohlbefinden beitragen kann.
Nicht alle Menschen sind gleich stark von den negativen Auswirkungen des Verkehrs betroffen. In Regionen mit vermehrten sozialen Problemlagen und einem niedrigen Durchschnittseinkommen gibt es meist höhere Luftschadstoffkonzentrationen und Lärmbelastung. Darüber hinaus sind Luftverschmutzung und Lärmbelastung häufig mit weiteren Risikofaktoren wie Hitzebelastung oder einem eingeschränkten Zugang zu Grün- und Freiflächen verbunden, die in ihrer Gesamtheit die gesundheitliche Ungleichheit verschärfen.

Prävention und Gesundheitsförderung? Verkehrswende!

Der grundlegende Umbau unseres Verkehrssystems in Richtung umweltfreundliche Mobilität ist eine vordringliche Aufgabe, um Emissionsreduktionsziele zu erreichen und Rahmenbedingungen für ein gesundes und erfüllendes Leben für alle Menschen zu schaffen. Durch die Verlagerung des motorisierten Individualverkehrs auf den Umweltverbund – also auf das Zufußgehen, Radfahren und den öffentlichen Personennahverkehr – lassen sich Luftverschmutzung und Lärmbelastung und damit das Erkrankungsrisiko reduzieren. Das Potenzial, durch aktive Mobilität zur körperlichen Aktivität und Gesundheitsförderung beizutragen, wird bisher jedoch nicht voll ausgeschöpft. 37 Prozent aller Wege zwischen ein bis zwei und fünf Kilometern werden in Deutschland mit dem Auto zurückgelegt. Gerade diese Strecken könnten jedoch gut mit dem Fahrrad oder zu Fuß überwunden werden.

Obwohl die Verkehrswende noch in ihren Kinderschuhen steckt, wurden in Deutschland und auch international zahlreiche, vielversprechende Ansatzpunkte für eine menschenfreundliche Gestaltung von Mobilität identifiziert und erfolgreich getestet. Damit steht ein ganzes Bündel an Maßnahmen zur Verfügung, die - bei entsprechendem politischen Willen und einer adäquaten Ressourcenausstattung - rasch umgesetzt werden könnten.

Vielversprechende Maßnahmen

Zentrales Element ist der prioritäre Ausbau des Umweltverbunds und der dafür notwendigen Infrastruktur. Hierzu zählen unter anderem die Trennung von Rad- und Fußverkehr sowie die Schaffung von Langstreckenradwegen, Fahrradleihsystemen und Ladestationen für E-Fahrräder. Der Ausbau der Parkraumbewirtschaftung wie beispielsweise die Einführung von Parkgebühren, die Ausweitung von Gebührenzonen oder die Schaffung von Parkhäusern rund um Stadtzentren kann synergistisch wirken. Die „Stadt der kurzen Wege", die sich durch eine gemischte Nutzung von Gebäuden und Quartieren erreichen lässt, verkürzt Wege und macht aktive Mobilität im Alltag umsetzbar. Verkehrsberuhigte Quartiere durch Ausschluss des Durchgangsverkehrs, die Sperrung von Verkehrsflächen für den motorisierten Individualverkehr und Geschwindigkeitsbeschränkungen erhöhen die Verkehrssicherheit und fördern die aktive Mobilität (vgl. Abb. 1). Integrierte Verkehrsknotenpunkte vereinfachen zudem den Umstieg zwischen unterschiedlichen Verkehrsmitteln des Umweltverbundes.

Digitale Lösungen wie Apps können die Attraktivität des Umweltverbunds erhöhen. Anwendungsgebiete sind beispielsweise ein vereinfachter Zugriff auf verschiedene Mobilitätsdienste, die integrierte Routenplanung und die automatisierte Preisermittlung. Sogenannte Carpooling-Apps können die gemeinschaftliche Fahrzeugnutzung fördern und reduzieren damit den Bedarf an eigenen Kraftfahrzeugen.

Echtzeitinformationen an Haltestellen sowie Ampelvorrangschaltungen können die Attraktivität des Umweltverbundes weiter steigern.
Governance-Formate und politische Unterstützung für transformative Prozesse sind für die Umsetzung der Verkehrswende unabdingbar. Dabei ist es hilfreich, wenn Maßnahmen zur Verkehrswende in einen breiteren gesellschaftlichen Diskurs eines gesunden und guten Lebens eingebettet sind. Geteilte Visionen und Narrative der beteiligten Akteur*innen sind entscheidend, um inklusive und vielfältige Lösungen entwickeln und vorantreiben zu können. Dabei werden Maßnahmen auf kommunaler Ebene nicht isoliert umgesetzt, sondern sind häufig Teil umfangreicher Strategien zur Förderung der Verkehrswende („Sustainable Urban Mobility Plans").

1 Kiezblocks in Berlin: Ansatzpunkte zur Gestaltung menschengerechter und gesundheitsförderlicher Mobilität

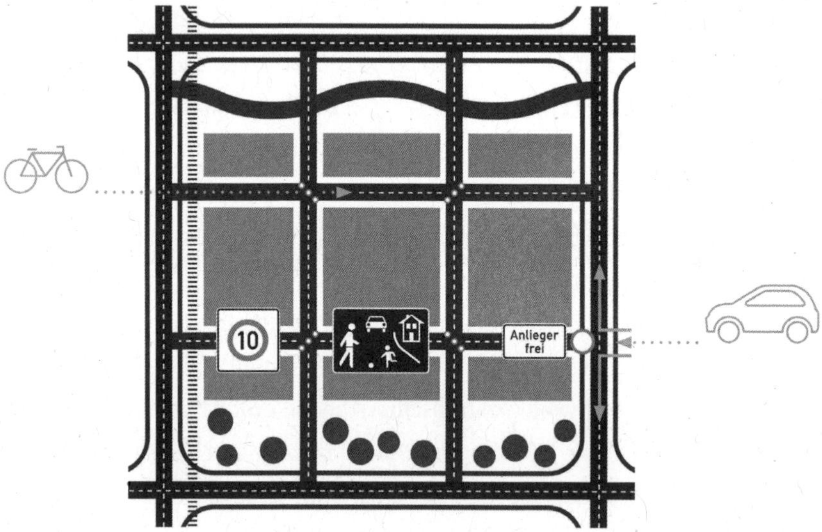

Kiezblocks in Berlin unterbinden durch verkehrliche Maßnahmen (z. B. Diagonalsperren, gegenläufige Einbahnstraßen) den ortsfremden Durchgangsverkehr in Wohnvierteln. Sie gehen mit einer Priorisierung des Fuß-, Rad- und öffentlichen Nahverkehrs einher, erlauben die Umnutzung frei werdender Verkehrsflächen (z. B. Begegnungsorte) sowie Entsiegelungen und leisten damit einen Beitrag zur Gesundheitsförderung.

_Quelle: Changing Cities e. V.

Die Förderung nachhaltiger Mobilität erfordert eine effektive Vernetzung verschiedener Akteur*innen, die über traditionelle Top-down-Ansätze hinausgeht und die Beteiligung von Akteur*innen aus Zivilgesellschaft und Wirtschaft in der Planungs- und Umsetzungsphase einschließt. Derzeit werden in verschiedenen Politikfeldern repräsentativ zusammengesetzte Bürgerräte intensiv erprobt (vgl. S. 112 ff.), da sie eine strukturierte Beteiligung von Bürger*innen erlauben und transformative Politikmaßnahmen durch ihre Empfehlungen unterstützen können (u. a. Verkehrs- und Ernährungswende). Für erfolgreiche Beteiligungsverfahren sind die transparente Kommunikation von Zielsetzungen und Spielräumen sowie die konsequente Berücksichtigung ihrer Ergebnisse im Umsetzungsprozess von großer Bedeutung. Neben der Umsetzung von Beteiligungsverfahren kann das Erfahrbarmachen von Verkehrswende-Maßnahmen sowie ihrer positiven gesundheitlichen und gesellschaftlichen Auswirkungen unterstützend wirken. Hierfür eignen sich insbesondere kostengünstige temporäre Maßnahmen wie Parklets, Pop-up-Radwege oder -Spielstraßen, die in jüngster Vergangenheit erfolgreich erprobt wurden.

„Geteilte Visionen und Narrative der beteiligten Akteure sind entscheidend, um inklusive und vielfältige Lösungen entwickeln und vorantreiben zu können.“

Viele der vorgestellten Maßnahmen wie Fußgängerzonen und Langstreckenradwege lassen sich in Deutschland ohne rechtliche Probleme umsetzen. Für andere Maßnahmen bestehen jedoch Umsetzungshürden. Prominentes Beispiel ist die flächenhafte Einführung von Parkraumbewirtschaftung, bei der für jede einzelne Straße straßenverkehrsbezogene Gründe nachgewiesen werden müssen. Um die Bewirtschaftung von Parkraum zu erleichtern, müssten das Straßenverkehrsgesetz und die Straßenverkehrsordnung angepasst werden. Für anwenderfreundliche App-basierte digitale Lösungen, die zum Beispiel eine zentral gesteuerte Reiseplanung und Ticket-Bezahlung ermöglichen, fehlten in Deutschland bis vor Kurzem die gesetzlichen Grundlagen. Mit der im Jahr 2022 in Kraft getretenen Mobilitätsdatenverordnung werden Mobilitätsanbieter verpflichtet, über entsprechende Schnittstellen Daten zur Verfügung zu stellen, die die Umsetzung digitaler Lösungen erleichtern sollen.

Die Verkehrswende in ländlichen Räumen erfordert Lösungsansätze, die an die lokalen Rahmenbedingungen angepasst sind. Die bloße Übertragung von Lösungen für urbane Räume ist nicht zielführend. Bedarfsorientierte Bedienungssysteme (Mobility-on-Demand-Systeme) setzen auf flexible Routenplanung auf Basis von Kundenwünschen anstelle von starren Fahrplänen. Die Förderung des Radverkehrs inklusive Ausbau der Radinfrastruktur ist im ländlichen Raum von besonderer Bedeutung, da viele kurze Wege innerhalb von Gemeinden, die 75 Prozent der motorisierten Fahrten ausmachen, idealerweise mit dem Fahrrad bewältigt werden können. Pedelecs und E-Bikes vergrößern die Reichweite des Radverkehrs zusätzlich. Eine verbesserte Erreichbarkeit von Stadt und Umland kann beispielsweise durch vertiefte Kooperation und Abstimmung zwischen benachbarten Kommunen oder den Ausbau von Park-and-Ride-Systemen erreicht werden. Innovative Pilotprojekte wie digitale Mitfahrbänke oder Linienbusse, die zugleich Personen und Güter transportieren, ergänzen etablierte Lösungen und bieten neue Chancen für effiziente, flexible und nachhaltige Mobilität in ländlichen Räumen.

Mehr Mut zu einer anderen Mobilität

Wie schaffen wir es, menschengerechte und gesundheitsförderliche Mobilität für alle Menschen in Stadt und Land sicherzustellen und dabei die beträchtlichen ökologischen Schäden unseres heutigen Verkehrssystems zu vermeiden? Zentraler Baustein ist eine weitreichende Verkehrswende. Die dafür notwendigen Zutaten liegen in Form vielversprechender und erfolgreich erprobter Lösungsansätze bereit. Was es jetzt braucht, sind Ressourcen, Governance-Formate – und vor allem Mut. Mut in Politik, Verwaltung, Zivilgesellschaft und Wirtschaft, unser Verkehrssystem von Grund auf neu zu denken, eine gemeinsame Vision zu entwickeln und konsequent an ihrer Umsetzung zu arbeiten. Mut zahlt sich aus, denn es gibt eine Menge an Gesundheit und Lebensqualität für uns alle zu gewinnen.

Literatur

König, A. (2019): Den ländlichen Raum bewegen: Praxisbeispiele, Forschungsprojekte und Entwicklungspotentiale. Braunschweig, Deutsches Zentrum für Luft- und Raumfahrt.

Loorbach, D. et al. (2021): Transition governance for just, sustainable urban mobility: An experimental approach from Rotterdam, the Netherlands. In: Journal of Urban Mobility (1), 100009.

Weber, B. et al. (2022): Klimagerechte Stadt- und Mobilitätsentwicklung: Von europäischen Städten lernen. Berlin, Deutsches Institut für Urbanistik.

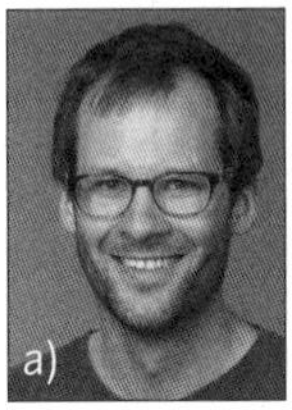

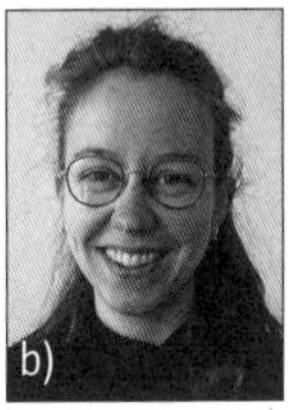

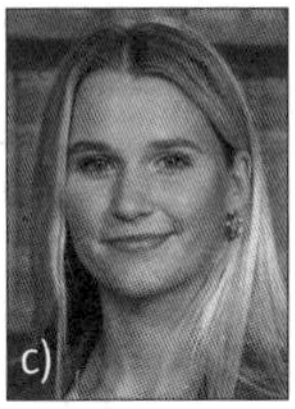

Was ist Ihr bewährtes Hausmittel gegen persönliches und planetares Kopfweh?

a) Mutige Allianzen aus Verwaltung, BürgerInnen und Wissenschaft, die kompromisslos am gesunden Leben arbeiten.

b) Realisieren, akzeptieren, vernetzen, Plan schmieden und weitermachen.

c) Mit einem Spritzer Fahrradluft und einer Prise Grünkraft!

Zu den Autor*innen

a) Michael Eichinger leitet als Kinderarzt und Epidemiologe die Forschungsgruppe „Klimakrise und Gesundheit" am Zentrum für Präventivmedizin und Digitale Gesundheit der Medizinischen Fakultät Mannheim, Universität Heidelberg.

b) Thea Heck hat einen Bachelor in Umweltwissenschaften und studiert derzeit im Master Public Health. Sie ist Mitarbeiterin in der Forschungsgruppe „Klimakrise und Gesundheit".

c) Miriam Rath studierte Sportwissenschaften und Public Health. Sie ist Mitarbeiterin in der Forschungsgruppe „Klimakrise und Gesundheit".

Kontakt

Dr. med. Michael Eichinger
Thea Heck
Miriam Rath
Universität Heidelberg
Zentrum für Präventivmedizin und
Digitale Gesundheit
E- Mail
michael.eichinger@medma.uni-heidelberg.de
thea.heck@medma.uni-heidelberg.de
miriam.rath@medma.uni-heidelberg.de

Mehrfachkrisen und psychische Gesundheit

Resilienz ist gestaltbar

Soziale und ökologische Krisenphänomene belasten die Psyche. Ob und wie jemand damit klarkommt, hängt auch vom gesellschaftlichen Gesamtgefüge und strukturellen Rahmenbedingungen ab. Präventionsarbeit und aktive Teilhabe an der Ausgestaltung der Transformation können vielen Menschen zu mehr psychischer Gesundheit verhelfen.

Von Lea Dohm

Klimakrise, Biodiversitätsverlust, Extremwetter, Pandemien, Teuerung, Konflikte und Kriege, Rechtspopulismus, Unsicherheit im Umgang mit künstlicher Intelligenz, Cyberkriminalität und vieles mehr: Wir leben in einer Zeit, die von einer Vielzahl globaler Krisen geprägt ist. Während wir diese Krisen aus dem Alltag heraus mitverfolgen, wird gleichzeitig intuitiv klarer, dass diese Informationen das eigene Stresslevel und die psychische Belastbarkeit mitbeeinflussen. In der systemischen Psychologie ist das seit Langem bekannt: Psychische Gesundheit lässt sich nicht isoliert betrachten, denn unser Umfeld, strukturelle und ökologische Rahmenbedingungen beeinflussen sie in vielerlei Hinsicht und prägen so unseren inneren Zustand permanent mit. Eigene Zukunftssorgen und Belastungen, wenn nicht Überlastungen, tragen dazu bei, dass dieser Zusammenhang heute auch individuell spürbarer wird.

Die diversen Krisen beeinflussen auch über die notwendige innere Verarbeitung hinaus unsere psychische Gesundheit. Am Beispiel der ökologischen Krisen lässt sich das leicht verdeutlichen: So führt zum Beispiel das vermehrte Auftreten von Extremwetterereignissen zu klassischen Belastungsreaktionen und Traumatisierungen. Doch auch weitere Folgen von Dürre, Sturm, Hitze, Überflutung und Co., wie die Zerstörung von Infrastruktur, Flucht und Stress, lassen unsere mentale Gesundheit mittelfristig Tribut zollen. So zeigte zum Beispiel die Analyse von BKK-Versicherten aus dem Ahrtal, dass nach dem Hochwasser 2021 mit einer zeitlichen Verzögerung von sechs Monaten Ängste, depressive Erkrankungen, emotionale Störungen des Kindes- und Jugendalters und Suchterkrankungen überdurchschnittlich anstiegen. (1)
Zuletzt weckten die breit unterschätzten psychischen Folgen von Hitze die Aufmerksamkeit des Gesundheitssystems, vor allem auch der Krankenkassen. Ansteigende Temperaturen und längere Hitzeepisoden führen zum Beispiel zu einem Anstieg von Aggressivität und Konflikten, die Suizidrate steigt, die Konzentrationsfähigkeit nimmt ab. Es kommt zu mehr Arbeitsunfällen. Und besonders tückisch: Die Wirkungsweise weit verbreiteter Psychopharmaka wie Lithium, Clozapin oder verschiedener Antidepressiva wird durch Hitze beeinflusst, zum Teil schlicht reduziert. Psychisch erkrankte Menschen werden auf diese Weise zur besonderen Risikogruppe bei Hitzeereignissen. Sie weisen besorgniserregende Mortalitätsraten auf, während Hitzeschutzkonzepte für diese Personengruppe noch kaum existieren.

Krisen entschärfen und Präventionsarbeit stärken

Wir dürfen bei dieser Analyse nicht vergessen: Schon seit vielen Jahren sind Menschen mit enormen psychischen Belastungen konfrontiert. Wenn wir an die Zeit der 2000er- und 2010er-Jahre zurückdenken, waren bereits damals die Wartezeiten auf Psychotherapieplätze oft unerträglich lang: 2019 warteten 40 Prozent der Patient*innen mindestens drei bis neun Monate auf einen Psychotherapieplatz. Eine Situation, die sich in der Folge durch die Corona-Pandemie verschärft hat, durch die bestehende Krisenpermanenz absehbar weiter zuspitzt und deutlich macht: Unser bisheriges Denken über psychischen Gesundheitsschutz geht nicht weit genug. Es ist heute nötiger denn je, den engen Zusammenhang zwischen psychischer

> **„Ansteigende Temperaturen und längere Hitzeepisoden führen zu einem Anstieg von Aggressivität und Konflikten, die Suizidrate steigt, die Konzentrationsfähigkeit nimmt ab.“**

Gesundheit und ihren strukturellen Rahmenbedingungen in den Blick zu nehmen, besser zu verstehen und auf Grundlage dieses Wissens potenziell krank machende Systeme umzugestalten. Das Ziel einer solchen Umgestaltung ist die Prävention psychischer Belastung für möglichst viele Menschen.
Um Ohnmacht und Lähmung entgegenzuwirken, müssen wir die ökologischen Krisen - weitergedacht: auch unsere gesellschaftlichen und strukturellen Rahmenbedingungen - angehen, die sie verursachen. Das erfordert einen Paradigmenwechsel nicht nur in der psychologischen, psychotherapeutischen und psychiatrischen Versorgung, sondern in der gesamten Gesellschaft. Es bedeutet, dass wir unsere Umgebung und unsere Lebensweise überall kritisch hinterfragen und uns aktiv für gesündere Rahmenbedingungen einsetzen müssen.
Allein die Häufigkeit psychischer Erkrankungen und das damit einhergehende große Leid von Betroffenen und Angehörigen gibt vor, hier neue Perspektiven für eine psychisch gesündere Gesellschaft zu entwickeln. Um diese erforderliche Präventionsarbeit mit einem Fokus auf psychische Gesundheit voranzubringen, gibt es verschiedene Ansätze, die gewinnbringend weitergedacht und praktisch erprobt werden können:

Gesellschaftliches Engagement als Teil psychischen Gesundheitsschutzes: Die Integration von Krisenpermanenz ins eigene Erleben und ins alltägliche praktische Handeln ist ein langer, oft auch emotional schmerzhafter Prozess, der gleichzeitig für psychischen Gesundheitsschutz von hoher Bedeutung ist und zur Grundlage desselben wird. Den eigenen Blick immer wieder auch den Folgen des eigenen Handelns zuzuwenden, kann zunächst viele unangenehme Gefühle in uns wecken.

Möglicherweise fühlen wir uns schuldig, empfinden Angst, Trauer, oder auch Wut und Ärger auf zum Beispiel die Menschen, die die Krisen mitverursachen oder von ihnen profitieren. All diese inneren Reaktionen sind verständlich und wichtig, denn Emotionen sind in der Psychologie als Handlungsmotivatoren bekannt. Die Gefühle werden zudem, wie wir aus der Forschung wissen, von vielen Menschen geteilt, auch wenn noch nicht so oft darüber gesprochen wird. Ihre Reflexion und Akzeptanz helfen uns, die eigenen Werte zu reflektieren und in der Folge ins konstruktive Handeln zu kommen.
Gelingt es uns, selbst aktiv zu werden, tritt auf der emotionalen Ebene dann oft eine Entlastung ein: Mut und Zuversicht werden gestärkt. Insbesondere im kollektiven Engagement wird das Gemeinschaftsgefühl gestärkt, die eigene Wirksamkeit erhöht und somit ein persönliches Empowerment erfahren. (2) Wir bekommen auf diese Weise die Möglichkeit, unser eigenes Potenzial zur Mitgestaltung gesellschaftlicher Strukturen und letztlich der Demokratie zu erleben - eine Erfahrung, die Ohnmacht, Frustration und Einsamkeit entgegenwirkt.

Resilienz beinhaltet individuelles und kollektives, adaptives und transformatorisches Handeln: Der Begriff Resilienz erfreut sich heute hoher Popularität. Wie kann es gelingen, auch bei anhaltenden äußeren und strukturellen Belastungen gesund zu bleiben? Die psychologische Forschung zeigt: Ein Fokus auf Methoden der individuellen Resilienzförderung und Adaptation (Anpassung) ist in Zeiten globaler Krisen nicht länger ausreichend. Selbstverständlich ist es weiterhin möglich und wichtig, sich persönlich etwa durch Entspannungsverfahren oder auch einen zeitweisen Rückzug vom Nachrichtengeschehen selbst zu regulieren. Mittelfristig kann ein solches Vorgehen jedoch sogar dazu führen, dass wichtige strukturelle Veränderungsprozesse verlangsamt oder behindert werden, da sie von zu wenigen Menschen aktiv mitgestaltet werden. Führt dies dann zu einer weiteren Verschlechterung der äußeren Rahmenbedingungen, wie es zum Beispiel in den ökologischen Krisen absehbar der Fall ist, kann ein derartiger Fokus auf individuelle Anpassung sogar eine Abwärtsspirale begünstigen, in der durch eine weitere Verschlechterung der Lebensumstände immer mehr Aufwand nötig ist, um sich selbst zu stabilisieren. Bis es schließlich schlechtesten Falls gar nicht mehr möglich ist.

Resilienz in Zeiten anhaltender globaler Krisen muss daher immer auch eine transformatorische Komponente beinhalten: So viele Menschen wie möglich müssen sich neben ihrer persönlichen Gesunderhaltung auch dafür einsetzen, dass sich die gesellschaftlichen Strukturen so weiterentwickeln, dass sie auch anderen einen ausreichenden Gesundheitsschutz ermöglichen. Neben individuellen Verhaltensveränderungen ist dies vor allem auch durch gemeinschaftliches, transformatorisches Handeln zu bewirken. Durch das so resultierende verstärkte Wirksamkeitserleben stabilisiert ein solches Vorgehen wiederum auch die eigene psychische Gesundheit. (3)

„Möglichkeiten, wie psychischer Gesundheitsschutz durch das Mitdenken der sozial-ökologischen Krisen praktisch umgesetzt werden kann, gibt es für die Psychologie-Berufe viele.“

Weiterentwicklung des Berufsbilds: Immerhin, seit 2022 stehen „Schutz und Förderung der ökologischen und soziokulturellen Lebensgrundlagen" als neue Berufsaufgaben in der Musterberufsordnung Psychotherapie – ein Meilenstein! Doch darüber, wie sich diese Aufgabe in die Praxis übersetzen lässt, besteht noch viel Unsicherheit. Eine monetäre Vergütung einer solchen Arbeit ist zudem derzeit nur in seltenen Fällen vorgesehen. Möglichkeiten, wie psychischer Gesundheitsschutz durch das Mitdenken der sozial-ökologischen Krisen praktisch umgesetzt werden kann, gibt es für die Psychologie-Berufe jedoch viele: die Mitgestaltung von Präventionsprogrammen, die Überarbeitung von Behandlungskonzepten, eine schrittweise Abkehr vom Eins-zu-eins-Setting und Hinwendung zu (Groß-)Gruppenangeboten, die Weiterbildung der eigenen Berufsgruppen, das Einbringen von Wissen und Fähigkeiten in unterstützenswerten Projekten und den öffentlichen Diskurs und nicht zuletzt das Finden von Vergütungsmöglichkeiten für hier bereits engagierte Kolleg*innen. Auch Kammern, Verbände und weitere Instanzen der Berufspolitik stehen vor der Herausforderung, sich öffentlich mehr Gehör zu verschaffen und aktiv in gesellschaftliche Prozesse einzubringen. Die beiden hier folgenden Punkte geben Hinweise, an welchen Stellen dies beispielhaft umgesetzt werden kann.

Partizipation, Demokratieförderung und Abbau von Diskriminierung: Jede Form von Menschenfeindlichkeit und Diskriminierung schadet der psychischen Gesundheit von Betroffenen und ihren Angehörigen und trägt zur Entstehung und Aufrechterhaltung psychischer Erkrankungen bei. Das Einstehen der Psychologie-Berufe für eine freiheitlich demokratische Grundordnung und der aktive Einsatz gegen Rassismus, Antisemitismus, Sexismus sowie andere Formen der Diskriminierung sind daher immer auch psychischer Gesundheitsschutz. (4)

(Klima-)Politische Empfehlungen: Es gibt bereits viele konstruktive Initiativen, die gleichzeitig den Herausforderungen unserer Zeit und dem notwendigen Klimaschutz begegnen. Sie fördern die psychische Gesundheit, wie zum Beispiel das Konzept der sogenannten Smart Cities oder Clusterwohnprojekte. So werden zum Beispiel Smart-Cities-Fragen der Stadtentwicklung gemeinsam mit beteiligten Bürger*innen direkt mit Ressourceneffizienz und öffentlichem Personennahverkehr zusammengedacht – eine demokratische Herangehensweise, die Menschen ermutigen kann, sich auch darüber hinaus den zugrunde liegenden gesellschaftlichen Herausforderungen zuzuwenden. Clusterwohnen meint eine Wohnform, in der mehrere individuelle Wohneinheiten in Gebäudekomplexen zusammengefasst werden, die sich bestimmte Einrichtungen oder Ressourcen (wie Wohnzimmer, Garten etc.) teilen. Gemeinschaftliche Aktivitäten und zwischenmenschliche Verbindung werden auf diese Weise gefördert.

Schon diese zwei Beispiele zeigen ganzheitliche Ansätze zur Förderung von psychischer Gesundheit und der zeitgleichen Bewältigung der sozialen und ökologischen Herausforderungen. Dergleichen gibt es viele mehr. Sie zu erdenken und in die Tat umzusetzen, bedarf des Einsatzes vieler Menschen, die als Spezialist*innen für ihr ganz persönliches Lebensumfeld tätig werden und auf diese Weise an Selbstwirksamkeitserleben gewinnen können. (5)

Es ist an der Zeit, psychische Gesundheit nicht mehr isoliert als Problem eines oder einer Einzelnen zu betrachten, sondern als integralen Bestandteil unseres sozialen und ökologischen Gefüges zu verstehen. Ein solch umfassender Ansatz, der systemische Veränderungen und individuelle Interventionen, die selbstverständlich weiter nötig bleiben, kombiniert, ist ein wichtiger Bestandteil einer psychisch gesünderen und resilienteren Gesellschaft.

Quellen

(1) Augustin, J. et al. (2024): Auswirkungen des Ahrtal-Hochwassers auf die Gesundheit der lokalen Bevölkerung – eine Analyse auf Grundlage von GKV-Routinedaten. In Bundesgesundheitsblatt 67, S. 5-13.
(2) Schwartz, S. E. O. et al. (2022): Climate change anxiety and mental health: Environmental activism as buffer. In: Current Psychology, Vol. 42, p. 16708-16721 (2023).
(3) Peter, F. / Nießen, P. (2022): Resilienz als Konzept für die Klimakrise. Ein Wegweiser zu einem ganzheitlichen Resilienzverständnis. In: Van Bronswijk, K. / Hausmann, C. (Hrsg.): Climate Emotions. Klimakrise und psychische Gesundheit. S. 229-255.
(4) https://api.bptk.de/uploads/Resolution_Hass_Hetze_Rassismus_und_Diskriminierung_machen_psychisch_krank_514dc4c357.pdf
(5) https://jasmin.goeg.at/id/eprint/3459/

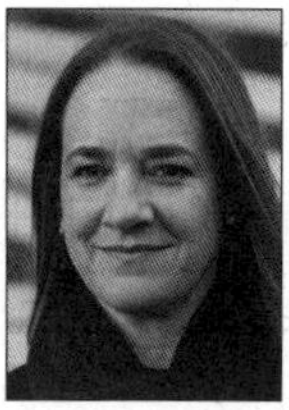

Was ist Ihr bewährtes Hausmittel gegen persönliches und planetares Kopfweh?
Affekttoleranz und der Mut, zusammen mit anderen unperfekt zu handeln.

Zur Autorin

Lea Dohm ist Dipl.-Psychologin und tiefenpsychologisch fundierte Psychotherapeutin. Als Mit-Initiatorin der Psychologists for Future e. V. publiziert und spricht sie zum Themenfeld der psychischen Gesundheit in Zeiten sozial-ökologischer Krisen. 2022 hat sie ihre Praxis für Psychotherapie abgegeben und ist seither bei KLUG e. V. tätig

Kontakt

Lea Dohm
Deutsche Allianz Klimawandel und Gesundheit e. V. (KLUG).
E-Mail lea.dohm@klimawandel-gesundheit.de

Rechtliche Rahmenbedingungen im Gesundheitssektor

Vom Flaschenhals zum Motor

Noch zu oft stehen Gesetze mehr Umweltschutz im Gesundheitswesen im Wege. Das zu ändern, ist nicht so einfach, weil komplexe juristische Fragen zu beantworten sind. Gelingen wird es nur, wenn ökologische Nachhaltigkeit nicht nur punktuell, sondern strukturell in Form eines in sich schlüssigen Systems im Recht implementiert wird.

Von Jens Prütting

Wer im Rechtsstaat ein politisches Thema vorantreiben will, muss die rechtlichen Rahmenbedingungen des *Status quo* auf bestehende Hindernisse analysieren und sinnvolle Veränderungen mit Augenmaß verfolgen. Dabei gilt es eine Vielzahl von Faktoren zu beachten: Verifikation der jeweils zuständigen Gesetzgebers (EU-Ebene, Bund, Land, Kommune, ggf. Verbands-/Kammergesetzgeber, in besonderen Fällen sogar der verfassungsändernde Gesetzgeber), politische Verfügbarkeit bestehender Regelungen, Auswirkungen auf andere Bereiche, besondere Probleme im Rahmen von handwerklichem Vorgehen und Komplexität. Das national wie international herausragend wichtige Thema des Umgangs mit unserer Umwelt und den natürlichen Lebensgrundlagen der Erde bringt innerhalb rechtlicher Übersetzung eine nur schwer überschaubare Vielzahl von Problempunkten und Gemengelagen mit sich. Das lässt Veränderungsprozesse besonders kritisch erscheinen. Nicht zuletzt daraus resultiert der sprichwörtlich vielfach wahrgenommene „Flaschenhals" rechtlicher Rahmenbedingungen.

Häufig wird jedoch übersehen, dass geschickt erschaffene rechtliche Regulierung eine äußerst effektive Anreizwirkung mit sich bringen kann. Normierungen an den richtigen Stellen, die mit Augenmaß und Zukunftsoffenheit geschaffen wurden, haben das Potenzial, ein rechtspraktisches Eigenleben zu entfalten, dessen Katalysatorwirkung letztlich kaum mehr übersehen werden kann. Dies sei im Folgenden beispielhaft am Recht des Gesundheitswesens dargestellt.

Zusammenhang der Rechtsgebiete

Der Blick auf das Behandlungsvertragsrecht: Berücksichtigung ökologisch nachhaltigen Wirtschaftens sucht man in der aktuellen Regulierung des Gesundheitswesens überwiegend vergeblich. Das Verhältnis von Arzt/Ärztin und Patient*in ist heute weitestgehend zivilrechtlich in den Paragraphen (§§) 630a bis h im Bürgerlichen Gesetzbuch (BGB) erfasst, ergänzt über §§ 630b iVm 612 ff. BGB um das allgemeine Dienstvertragsrecht. Als besonderer Ausdruck der Arzthaftung werden dort Themen rund um den Behandlungsstandard, Aufklärungsaspekte, Dokumentation, Unterlageneinsicht und -herausgabe sowie Fragen der Beweislast erfasst. Dass Behandlungsseite und Patient*in auch Rücksicht auf Umweltbelange nehmen sollten, wenn es um Diagnostik, Therapie und Nachsorge sowie Rahmenbedingungen der Behandlung geht (etwa Müllentsorgung, Vermeidung von Schadstoffen etc.), ist nicht angesprochen. Zum ärztlichen Standard nach § 630a Abs. 2 BGB gehören solche Aspekte bislang nicht.

Ansätze im Krankenversicherungsrecht: Als zentrale Einrichtungen der Finanzierung des Behandlungsgeschehens könnten die Träger der gesetzlichen und der privaten Krankenversicherung (GKV und PKV) Einfluss nehmen, dass auf ökologische Belange geachtet wird. Dem steht jedoch die aktuelle Gesetzeslage weithin entgegen. Die Träger der GKV sind öffentlich-rechtlich organisiert und an das Recht der Sozialgesetzbücher (SGB) I, IV, V und X gebunden. Das Recht der GKV ist dabei maßgeblich im SGB V verortet und verlangt die Finanzierung einer ausreichenden, zweckmäßigen und wirtschaftlichen Behandlung, die das Maß des Notwendigen nicht überschreiten darf (§§ 2, 12 Abs. 1, 70 Abs. 1 SGB V). Ökologie wird weder erwähnt noch im Rahmen der näheren Leistungsausgestaltung konkret einbezogen

(§§ 27 ff. SGB V für den Leistungsbereich und §§ 69 ff. SGB V für das Verhältnis von Krankenkassen zu den Leistungserbringern wie Ärzteschaft, Apotheken, Pharmahersteller, sonstige Heil- und Hilfsmittelerbringer). Einzig im Rahmen öffentlicher Auftragsvergabe sind die Krankenkassen unter Beachtung des § 97 Abs. 3 im Gesetz gegen Wettbewerbsbeschränkungen (GWB) gehalten, auch ökologische Belange einzubeziehen. Das geschieht jedoch nur mit größter Zurückhaltung, da oberstes Gebot die Sparsamkeit ist (§ 69 Abs. 2 SGB IV). Versuche, das Wirtschaftlichkeitskriterium des § 12 Abs. 1 SGB V über Zeit auch als adäquaten Ansatz für die Einbeziehung ökologischer Aspekte fruchtbar zu machen (1), haben sich jedenfalls bislang in Rechtsprechung und Behördenpraxis (noch) nicht durchgesetzt. Die Träger der PKV hätten zwar die unternehmerische Möglichkeit, Mehraufwand zuunsten der natürlichen Lebensgrundlagen zu betreiben, scheuen aber bislang vielfach die anfallenden Kosten. Rechtlich mögen sie partiell zunehmenden Druck verspüren, etwas zu ändern, da etwa das Lieferkettensorgfaltspflichtenrecht neue Anreize gesetzt hat und Ökologie einbezieht. Auch die EU-seitig neu eingeführte Nachhaltigkeitsberichterstattungspflicht (Corporate Sustainability Reporting Directive, CSRD) erhöht den Druck. Jedoch genügt dies bislang bei Weitem nicht, um von einem grundlegenden Transformationsprozess oder Umdenken bei den Krankenkassen zu sprechen.

Hinweise im Berufsrecht: Das ärztliche Berufsrecht greift aktuell in allen 17 Berufsordnungen der Länder in § 1 Abs. 2 einen Hinweis auf das Gebot der Erhaltung der natürlichen Lebensgrundlagen als ärztliche Aufgabe auf. Leider wird dies jedoch nur als Programmsatz gehandhabt und zeitigt keine nennenswerten Wirkungen. (2) Belastbare berufsrechtliche Verfahren wegen ärztlichen Fehlverhaltens mit Blick auf ökologiefeindliches Verhalten sind hierauf nicht zu stützen.

Verfassungsrechtliche Überspannung: Beachtliche verfassungsrechtliche Ansätze finden sich im Recht auf Leben und körperliche Unversehrtheit nach Art. 2 Abs. 2 Grundgesetz (GG) in seiner Schutzpflichtenausprägung (staatliche Pflicht zum Schutz der Bürger*innen vor negativen Einflüssen durch Dritte oder äußere Umstände) und in der Staatszielbestimmung des Art. 20a GG (Schutz der natürli-

„Ökologische Nachhaltigkeit im Recht bedarf hinreichender Beweglichkeit durch die Schaffung von adäquaten Generalnormen sowie gewisser, maßvoll überlegter Detailregelungen."

chen Lebensgrundlagen). Diese verfassungsrechtlich höchstrangigen Rechts- und Schutzgüter haben vor dem Hintergrund jüngerer Rechtsprechung des Bundesverfassungsgerichts (BVerfG) (3) mit Blick auf ökologische Fragestellungen im Recht eine massive Aufwertung erfahren. Die BVerfG-Urteile zwingen allem voran den Gesetzgeber, klimaschutzrechtlich auf Basis belastbarer wissenschaftlicher Erkenntnisse zum Schutz der Umwelt, der Luft- und Wasserqualität, der CO_2-Belastung und vieler weiterer Aspekte aktiv vorzugehen, wobei auch die Belastungsfähigkeit künftiger Generationen zu berücksichtigen ist.

Ansätze aus dem EU-Recht: Auf Ebene der Europäischen Union existieren eine Vielzahl relevanter und höchst beachtlicher rechtlicher Bezüge in diesem Themenkreis. Dabei muss insbesondere beachtet werden, dass sowohl das Arzneimittel- als auch das Medizinprodukterecht überwiegend europarechtlich geprägt sind. Darüber hinaus ist primärvertraglich explizit vorgesehen, dass Umweltschutzbelange zu verfolgen sind. So formuliert Art. 11 im Vertrag über die Arbeitsweise der Europäischen Union (AEUV): „Die Erfordernisse des Umweltschutzes müssen bei der Festlegung und Durchführung der Unionspolitiken und -maßnahmen insbesondere zur Förderung einer nachhaltigen Entwicklung einbezogen werden." Zudem finden sich in den Art. 191 bis 193 AEUV Kompetenzgrundlagen zur Schaffung von Sekundärrecht im Bereich des Umweltschutzes. Trotz alledem wurde das Gesundheitswesen bislang nur in kleinen Teilen von entsprechenden Auswirkungen erreicht (erste Druckmomente ergeben sich aus der bereits benannten CSRD für die Nachhaltigkeitsberichterstattung und dem Lieferkettensorgfaltspflichtenrecht, beides europarechtlich induziert).

Darüber hinaus ist die Effektivität jedoch zweifelhaft. *Pars pro toto* seien Arzneimittel- und Medizinproduktewesen genannt, in deren Bereichen großindustriell gearbeitet wird und dementsprechend etwa massive CO_2-Einsparpotenziale bestehen. Allerdings wird darauf nur sehr bedingt geachtet. Die im Arzneimittelrecht vorgesehene Umweltverträglichkeitsprüfung erweist sich hierbei als zahnloser Tiger, da im Fall nachgewiesenen Patientennutzens Umweltbelange nach aktueller Rechtslage schlichtweg übergangen werden dürfen. Das Medizinproduktewesen weist derzeit keine nennenswerten internen Regelungen zur Umweltverträglichkeit auf.

Änderungs- und Anpassungserwägungen

Die obige (nicht abschließende!) Übersicht hat folgende Umstände verdeutlicht: Will man ökologische Belange im Recht verankern, so muss sehr weitreichend und verzweigt gedacht werden, da eine Vielzahl relevanter Materien zu bedenken ist. Im Recht treten daher in gewissem Rahmen manchmal Versteinerungseffekte aufgrund von Komplexität der Regelungsmaterie auf, was bei Ökologie im Recht gesichert der Fall ist.

Es muss mehr auf die Idee gesetzt werden, dass Umweltschutz auch Gesundheitsschutz der Menschen über die Zeit bedeutet. Diese Idee gilt es in das geschriebene Recht zu transportieren, um den Verantwortlichen und Systemteilnehmenden allerorten sowohl Möglichkeit als auch Bindung angedeihen zu lassen, ökologische Erwägungen in ihre unternehmerischen Ansätze entsprechend einzupreisen.

Ökologische Nachhaltigkeit im Recht bedarf hinreichender Beweglichkeit durch die Schaffung von adäquaten Generalnormen (etwa Aufnahme als Grundsatz in § 12 Abs. 1 SGB V oder in § 69 Abs. 2 SGB IV) sowie gewisser, maßvoll überlegter Detailregelungen in hierfür adäquat strukturierten Bereichen (dringend erforderlich etwa in der allgemeinen Behandlungsqualität nach § 630a Abs. 2 BGB und in den sozialversicherungsrechtlichen Qualitätsvorgaben der §§ 135 ff. SGB V).

Ökologische Nachhaltigkeit darf nicht nur punktuell im Recht implementiert, sondern muss strukturell in Form eines in sich schlüssigen Systems eingefügt werden. Daher sind aktuelle Ansätze wie das Lieferkettensorgfaltspflichtenrecht zwar durchaus partiell effektiv, jedoch wurden diese über bestehende Systeme in der Breite übergestülpt und passen in vielerlei Hinsicht nicht zu besonderen Bereichsspezifika. Im Gesundheitswesen lässt sich das an vielen Stellen illustrieren, etwa beim Beschaffungswesen im Krankenhaussektor.

Unglücklich und systemfremd sind rein punktuelle und damit vielfach überbetonte Einzelfallansätze wie etwa Klimaklagen mit Blick auf rein singuläre Probleme ohne politisches Konzept und Weitsicht. Gesamtstaatlicher Umweltschutz kann nur mit massiven Bemühungen auf oberster politischer Ebene und ständiger Arbeit in der internationalen Gemeinschaft gelingen. Rechtliche Rahmenbildung kann hierbei auf nationaler Ebene exzellent als Motor fungieren, um die Politik wachzurütteln. Klimaklagen haben daher im Einzelfall ihre Berechtigung, wenn sie es schaffen, die Aufmerksamkeit auf Missstände zu richten. Sie dürfen jedoch nicht dazu führen, dass die Gerichtsbarkeit aus Einzelfallszenarien heraus Umweltpolitik zu generieren versucht.

Quellen

(1) Ausführlich Hügel/Prütting, GuS 2023, 65 ff.
(2) Prütting, in: Rtzel/Lippert/Prütting, MBOÄ, 8. Aufl. 2022, § 1 Rn. 35.
(3) BVerfG, Beschl. vom 24.3.20211 BvR 2656/18 uA = NJW 2021, 1723.

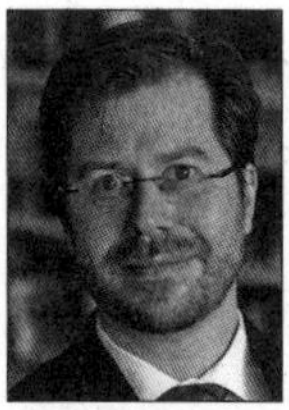

Was ist Ihr bewährtes Hausmittel gegen persönliches und planetares Kopfweh?
Man nehme eine willige Industrie, garniere die politischen Kräfte mit Demut sowie Sinn für wissenschaftliche Erkenntnisse und würze dies mit etwas Mut zur Veränderung.

Zum Autor

Jens Prütting ist seit 2021 Inhaber des Lehrstuhls für Bürgerliches Recht, Medizin- und Gesundheitsrecht an der Bucerius Law School und Partner der Kanzlei Medlegal Rechtsanwälte mit Sitz in Hamburg.

Kontakt

Prof. Dr. Jens Prütting, LL.M.oec
Bucerius Law School gGmbH
E-Mail jens.pruetting@law-school.de

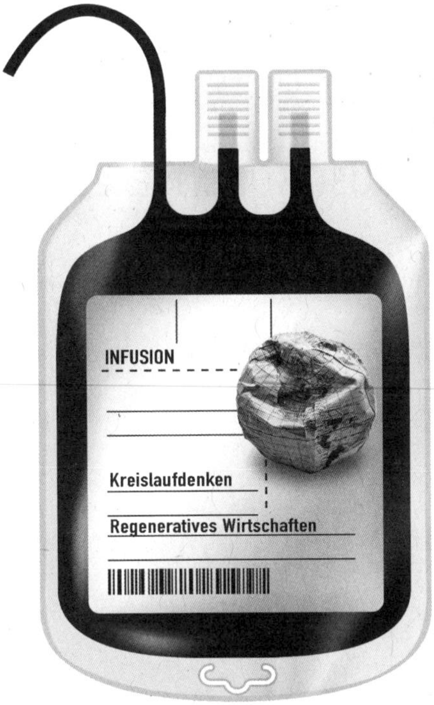

THERAPIE

Das Gesundheitswesen könnte zu einem Vorreiter der sozial-ökologischen Transformation werden. Dafür braucht es neben dem Aufbau ökologischer Resilienz vor Ort vor allem die transdisziplinäre und sektorübergreifende Zusammenarbeit der verschiedenen Akteure. – Welche Rolle können Stiftungen im Themenfeld Umwelt & Gesundheit spielen? Wie lassen sich die Umweltauswirkungen von Arzneimitteln minimieren? Welche politischen Rahmenbedingungen sind notwendig, um den Gesundheitssektor nachhaltig zu transformieren?

Umwelt und Gesundheit als Handlungsfeld für Stiftungen

Katalysator für Lösungsansätze sein

Zarte Pflänzchen muss man pflegen, damit sie groß werden. Genau das tun Stiftungen, indem sie transdisziplinäre Lösungsansätze im Themenfeld Planetare Gesundheit fördern und Akteure vernetzen. Sie zeigen dabei auf, wie das Gesundheitswesen zu einem Vorreiter für die nachhaltige Transformation werden kann.

Von Alexander Bittner und Cornelia Soetbeer

Planetare Gesundheit oder „Planetary Health" ist ein Konzept, das auf Vorbeugung setzt. Es ist ein noch junges Forschungs- und Handlungsfeld, das sich mit den Zusammenhängen zwischen dem (Gesundheits-)Zustand der Biosphäre und der menschlichen Gesundheit befasst und auch den Beitrag des Gesundheitswesens zu besseren Umweltbedingungen mit in den Blick nimmt (vgl. S. 24 ff.). Denn auch der Gesundheitssektor selbst ist ein Mitverursacher des Klimawandels. Schätzungen gehen davon aus, dass er für rund fünf Prozent der deutschen CO_2-Gesamtemissionen verantwortlich ist (1) – das sind knapp 40 bis 50 Millionen Tonnen pro Jahr! Auch hier müssen also Maßnahmen ergriffen werden, um die Klimakrise abzumildern.

In einem System, das bislang primär Kosteneffizienz in den Mittelpunkt stellt, werden sowohl Nachhaltigkeitskriterien als auch die Finanzierung präventiver Maßnahmen vernachlässigt. Der Schutz der Umwelt sowie die Begrenzung des Klimawandels und des Artensterbens sind vorbeugende Maßnahmen und Voraussetzung für die menschliche Gesundheit. Dennoch kommen Mediziner*innen im Verlauf ihrer Ausbildung kaum mit den vielfältigen Aspekten der Nachhaltigkeit und den komplexen Zusammenhängen zwischen planetarer und menschlicher Gesundheit in Berührung. Die hierfür erforderliche transdisziplinäre Herangehensweise erschwert zusätzlich eine Aufnahme in die entsprechenden Curricula. Doch dies ändert sich zunehmend: Immer mehr Mediziner*innen sammeln sich hinter dem Konzept der planetaren Gesundheit und setzen sich dafür ein, Klimaschutz dauerhaft in das Gesundheitswesen zu integrieren und auf die Folgen des Klimawandels für die Gesundheit hinzuweisen.

Reallabore einer gelingenden Transformation?

Welche Rolle kann das Gesundheitswesen für eine klimafreundliche und nachhaltige „Große Transformation" (2) spielen? Arztpraxen, medizinische Versorgungszentren und Kliniken benötigen für ihren Betrieb nicht nur medizinische Ressourcen, sondern müssen mit Strom, Wärme, Kühlung, Mobilität, Material und vielem mehr versorgt werden. Sie haben für die Wirtschaft eine wichtige Rolle im Bereich der Nachfrage von Dienstleistungen, Textilien, aber vor allem auch Verpflegung - in all diesen Bereichen verfügen sie über Marktmacht als Großabnehmer. Wenn große Einrichtungen des Gesundheitswesens zeigen, wie es gelingen kann, Beschaffung, Verpflegung, Mobilität, Ver- und Entsorgung oder Zirkularität und Energieversorgung nachhaltig zu gestalten, können sie Vorbild für vergleichbare Strukturen in Unternehmen oder Kommunen sein. Ein Klinikum hat in den genannten Bereichen ähnliche Größenordnungen zu bewältigen und begegnet in Management- und Planungsfragen vergleichbaren Herausforderungen. Gleiches gilt für Praxen im niedergelassenen Bereich - sie ähneln anderen kleinen und mittelständischen Betrieben. Es stellen sich vergleichbare Herausforderungen hinsichtlich des Nachhaltigkeitsmanagements auf allen Betriebsebenen. Wenn in diesen Strukturen in einem bislang kaum unterstützenden Umfeld eine Nachhaltigkeitstransformation gelingen kann, warum sollte sie nicht auch in Unternehmen anderer Branchen oder in Kommunen gelingen, die ähnlichen Herausforderungen gegenüberstehen?

Institutionen des Gesundheitswesens können als Reallabore einer nachhaltigen Entwicklung zu Beispielen des Gelingens werden, von denen andere lernen können. Und auch die handelnden Personen im Gesundheitswesen können zu potenziellen Agent*innen des Wandels („Change Agents") mit Blick auf Nachhaltigkeitsaspekte werden. Sie genießen bei Patient*innen ein herausragendes Vertrauen im Vergleich zu anderen Berufsgruppen. Eine Forsa-Umfrage aus dem Jahr 2024 zeigt für Ärzt*innen die höchsten Vertrauenswerte. (3) Gerade Gesundheitsprobleme, die mit dem Klimawandel assoziiert sind, können Anlässe sein, als Patient*in die eigenen Lebensumstände und den Lebensstil in Bezug auf die eigene Gesundheit zu reflektieren und zu verändern: etwa Konsumverhalten und Ernährungsweisen – auch unter Beachtung des Konzeptes der Planetary Health Diet. (4) Ärzt*innen können in »Klimasprechstunden« auf diese Themen vertrauensvoll und gesundheitsbezogen eingehen. Hierfür bedarf es tragfähiger Konzepte und Fortbildungen.

Stiftungen und NGOs – ein wirkmächtiges Tandem

Um Nachhaltigkeitsaspekte im Sinne des Planetary-Health-Konzepts adressieren zu können, braucht es transdisziplinäre Lösungsansätze. Die Thematik trifft aber auf traditionell-disziplinäre Zuständigkeiten in Ministerien, Behörden, Universitäten und Fachverbänden. Somit landen Planetary-Health-Themen oftmals „zwischen den Stühlen". Daher ist es für die Protagonist*innen schwer, Ressourcen für notwendige Transformationen zu aktivieren.

An dieser Stelle ist es Stiftungen im Zusammenspiel mit NGOs und Fachgesellschaften möglich, das Handlungsfeld zu erschließen, Herausforderungen zu identifizieren, Handlungsoptionen zu priorisieren. Außerdem können sie relevante Akteur*innen und Institutionen einbinden und zusammenbringen. Unterstützung ist dabei auf unterschiedlichen Ebenen erforderlich: Auf der Ebene von Lösungsansätzen für konkrete Herausforderungen, zum Beispiel in Institutionen, etwa um neue Modelle zu entwickeln, zu erproben und zu evaluieren mit dem Ziel, skalierbare Beispiele guter Praxis zu generieren. Darüber hinaus bedarf es aber auch der Identifizierung und Bearbeitung von Grundsatzfragen wie etwa notwendiger Gesetzesänderungen (vgl. S. 67 ff.) und Empfehlungen, um Nachhaltigkeitsaspekte im Gesundheitswesen stärker berücksichtigen zu können. Aber auch zur Notwendigkeit neuer Institutionen, um Handlungserfordernisse zu identifizieren (Think Tank-Ansatz, wie etwa das Center for Planetary Health Policy, CPHP) oder um Lösungsansätze in die Struktur und Skalierung zu bringen (Kompetenzzentren, wie z. B. das Kompetenznetzwerk für klimaresiliente Medizin und Gesundheitseinrichtungen, KliMeG).

Komplementäre Unterstützung des Themenfeldes

Im Jahr 2019 beteiligte sich die Deutsche Allianz Klimawandel und Gesundheit (KLUG e. V.) mit einem Ansatz zur Qualifizierung von angehenden und praktizierenden Ärzt*innen im Themenfeld Planetare Gesundheit an einer Ausschreibung der Deutschen Bundesstiftung Umwelt (DBU) zu innovativen Bildungsansätzen mit Fokus auf Nachhaltigkeitsdilemmata. Das war der Startpunkt für das Engagement der DBU in diesem Themenfeld. Unter Einbindung wichtiger Akteur*innen wie etwa des Wissenschaftlichen Beirats Globale Umweltveränderungen (WBGU), des Sachverständigenrats für Umweltfragen (SRU), der Senckenberg Gesellschaft für Naturforschung, des Helmholtz-Zentrums für Umweltforschung (UFZ), des Öko-Instituts, der Charité und medizinischer Fachgesellschaften initiierte die DBU einen Expert*innendialog mit dem Ziel, konkrete, umsetzungsorientierte Projekte zu stimulieren. Diese Projekte sollen Beispiele guter Praxis sein und erste Lösungen für konkrete Herausforderungen generieren. Die große Praxisnähe und der kooperative Ansatz, der durch verschiedene Institutionen getragen wird, ist typisch für DBU-Projekte.

Es wurden vier Teilhandlungsfelder identifiziert, die Bezüge zu Förderthemen der DBU aufweisen: Nachhaltigkeitsbewertung und -handeln, nachhaltige Ernährung, Quartiersentwicklung sowie Natur- und Biodiversitätsschutz. Der Expert*innendialog war der Ausgangspunkt für einen DBU-Projektcluster Planetary Health, in dem seit 2022 bislang 22 Projekte mit praktischen Lösungsansätzen (5) realisiert wurden. In diesen Projekten engagieren sich Akteur*innen des Gesundheitswesens, wie Krankenhäuser und Kliniken, Arztpraxen, Fachverbände oder NGOs. Wichtige Themen sind: Nachhaltigkeitsbewertungen in Einrichtungen des Gesundheitswesens mit der Identifizierung der wirkmächtigsten Hebel zur Einsparung klimaschädlicher Emissionen, die Transformation von Gesundheitseinrichtungen, Aus-, Fort- und Weiterbildung zu Gesundheitsaspekten des Klimawandels, Handlungsmöglichkeiten im niedergelassenen Bereich oder die Einführung der Planetary Health Diet in Krankenhäusern, Pflegeheimen und Schulen. Darüber hinaus gibt es Vorhaben zu regionalen Ernährungssystemen sowie im Bereich der Zoonoseforschung, der resilienten Stadt- und Umweltplanung, der Entwicklungszusammenarbeit oder der schulischen, beruflichen, universitären und non-formalen Nachhaltigkeitsbildung. Die Projekte sind durch eine inter- oder transdisziplinäre Herangehensweise geprägt, die zu Lösungsansätzen jenseits der bekannten fachlichen »Silos« führt. Im Vordergrund steht die Entwicklung und Erprobung von Praxisansätzen mit großem transformativem Potenzial für mehr Nachhaltigkeit und Klimaresilienz. Die Resultate sind frei verfügbar und in der Regel skalierbar. Erste Ergebnisse wurden bereits kommuniziert, als SRU und WBGU im Juni 2023 ihre einschlägigen Gutachten zum Thema „Umwelt und Gesundheit" publizierten (vgl. S. 32 ff. und S. 39 ff.).

„Zwei Stiftungen und eine NGO generieren als zivilgesellschaftliche Akteure ein Momentum für Planetary Health."

Nahezu zeitgleich zur Antragstellung bei der DBU wandte sich KLUG e. V. an die Stiftung Mercator mit Anliegen zur Bearbeitung der genannten Grundsatzfragen. Während die DBU vor allem praxisrelevante Lösungsansätze in den Mittelpunkt stellt, verfolgt die Stiftung Mercator in ihren Themenbereichen (6) auch institutionelle und politikberatende Ansätze. Im Themenfeld Planetary Health unterstützt sie aktuell fünf Vorhaben:

1. Analyse der rechtlichen Rahmenbedingungen für die Klimaneutralität des Gesundheitssektors und zu entsprechenden Reformvorschlägen (Bucerius Law School, Hamburg),
2. wissenschaftliche Politikberatung am Nexus globale Umweltveränderungen und Gesundheit (CPHP),

3. Etablierung einer strategischen Allianz von Kliniken, die den Klimaschutz im Gesundheitswesen befördern soll (KliMeG),
4. Unterstützung von Journalist*innen bei der Berichterstattung über die Zusammenhänge von Gesundheit, Klima, Natur und Artenvielfalt (Stiftung Gesunde Erde Gesunde Menschen) sowie
5. Etablierung eines Netzwerkes von Einzelpersonen, Organisationen und Verbänden, die über die gesundheitlichen Auswirkungen der Klimakrise aufklären und die Gesundheitsberufe unterstützen, Akteure der Transformation zu werden (KLUG e.V.).
Damit bringen sich zwei der größten Stiftungen Deutschlands mit ihren jeweiligen Stärken komplementär in das Handlungsfeld Planetary Health ein: Die DBU mit ihrem Auftrag, konkrete Praxislösungen für den Umgang mit Umweltherausforderungen im Gesundheitssektor, aber auch in Planungsbüros, Kommunen und Bildungseinrichtungen zu entwickeln und zu erproben; die Stiftung Mercator mit ihren Möglichkeiten, wissenschaftliche Politikberatung, institutionelle Förderung oder die Klärung rechtlicher Rahmenbedingungen zu unterstützen.
Zwei Stiftungen und eine NGO generieren als zivilgesellschaftliche Akteure ein Momentum für Planetary Health, das in Zusammenarbeit mit dem CPHP als Zwischenergebnis Ende November 2023 in das erste bundesweite Planetary Health Forum mündete. (7) Gemeinsam mit Vertreter*innen aus Zivilgesellschaft, Wissenschaft sowie Gesundheits- und Umweltpolitik wurde damit die Grundlage dafür gelegt, dass planetare Gesundheit ein fester Bestandteil des deutschen Gesundheitswesens im Sinne eines präventiven Ansatzes zum Wohle für Mensch und Umwelt wird.

Quellen

(1) www.aerzteblatt.de/nachrichten/130150/Das-Gesundheitswesen-ist-derzeit-fuer-etwa-fuenf-Prozent-der-CO2-Emissionen-verantwortlich
(2) Vgl. Wissenschaftlicher Beirat Globale Umweltveränderungen (WBGU) (2011): „Welt im Wandel – Gesellschaftsvertrag für eine Große Transformation", Hauptgutachten, 2. Unveränderte Auflage, Berlin.
(3) www.aerztezeitung.de/Panorama/Aerzte-und-Aerztinnen-geniessen-in-der-Bevoelkerung-hohes-Vertrauen-445990.html

(4) Die Planetary Health Diet ist eine Strategie für Landwirtschaft und Ernährung, die darauf abzielt, die Gesundheit von Mensch und Erde zu schützen und perspektivisch 10 Milliarden Menschen ernähren zu können, ohne die planetaren Belastungsgrenzen zu überschreiten. Vgl. S. 16.
https://eatforum.org/eat-lancet-commission/eat-lancet-commission-summary-report/
(5) Detaillierte Informationen zu den Projekten gibt es ab S. 96 ff. sowie unter www.dbu.de/themen/foerderinitiativen/planetary-health/
(6) Digitalisierte Gesellschaft, Europa in der Welt, Klimaschutz sowie Teilhabe und Zusammenhalt. In allen Themen spielen Fragen der Transformation eine wichtige Rolle.
(7) https://cphp-berlin.de/planetary-health-forum23/

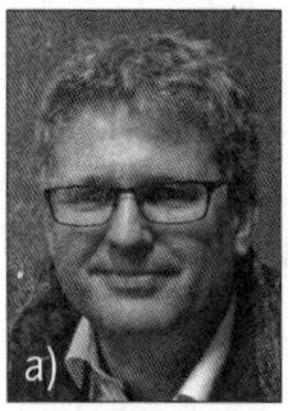

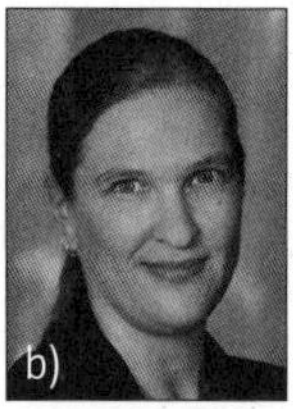

Was ist Ihr bewährtes Hausmittel gegen persönliches und planetares Kopfweh?

a) »Hürdenlauf« – so jedenfalls fühlt es sich manchmal an, wenn man Kopfschmerzen loswerden oder Mediziner*innen und Ökolog*innen in eine Zusammenarbeit zur Abkühlung des Planeten bringen möchte.

b) Frische Luft.

Zu den Autor*innen

a) Alexander Bittner hat Forst- und Sozialwissenschaften studiert und in Sozial- und Politikwissenschaften promoviert. Er leitet das Ressort „Formale Bildung und Zivilgesellschaft" in der DBU.

b) Cornelia Soetbeer ist promovierte Philologin. Sie leitet die Abteilung „Umweltkommunikation und Kulturgüterschutz, Internationale Förderung" der DBU.

Kontakt

Dr. Alexander Bittner, Dr. Cornelia Soetbeer
Deutsche Bundesstiftung Umwelt (DBU)
E-Mail a.bittner@dbu.de
c.soetbeer@dbu.de

Policy-basierte Gesundheitsförderung

Ökologische Resilienz vor Ort stärken

Gesundheitsfördernde Maßnahmen wollen Menschen motivieren, ungesunde Gewohnheiten aufzugeben. Dabei wird außer Acht gelassen, wie sehr die direkte Umgebung persönliches Verhalten beeinflusst. Eine Strategie, die darauf abzielt, Kommunen ökologisch und sozial widerstandsfähiger zu machen, könnte daher mehr bewirken.

Von Wolfgang Schlicht und Jens Bucksch

In Deutschland werden jährlich mehr als 13 Prozent des Bruttoinlandsprodukts (BIP) in Leistungen investiert, die der Bevölkerungsgesundheit dienen. 2022 führte die Bundesrepublik mit 498 Milliarden Euro die Rangfolge der Staaten der OECD (Organisation für wirtschaftliche Zusammenarbeit und Entwicklung) neben den USA an. Mit dem Geld wird medizinische Versorgung auf dem aktuellen Stand der Forschung und des diagnostischen und therapeutischen Wissens finanziert. Trotzdem erzielt Deutschland im Ländervergleich nur durchschnittliche oder sogar nur unterdurchschnittliche Ergebnisse. Die Lebenserwartung ist geringer und alte Menschen verbringen weniger gesunde Jahre bis zum Tod. Auch die subjektive Gesundheit und weitere Indikatoren der Lebenszufriedenheit werden schlechter bewertet.

Liegt es daran, dass weniger als zehn Prozent der Gesamtsumme gesundheitsbezogener Investitionen der Gesundheitsförderung gelten? Müsste mehr Geld von der Versorgung in die Prävention umgeleitet oder müsste zusätzlich Geld investiert werden, um eine höhere Lebenserwartung und mehr Lebenszufriedenheit zu erreichen? Mehr Geld wird nichts ändern, solange der vorherrschende Präventionsfokus, der sich an Personen und deren Verhalten richtet, nicht ergänzt wird. Stärker als bislang sollte Gesundheitsförderung policy-basiert und systemisch orientiert sein. Auch, um den großen gesellschaftlichen Herausforderungen (z. B. dem demografischen Wandel) zu begegnen, indem Infrastruktur (z. B. gebaute Umwelt) entwickelt, innovative Lösungen verfolgt und vulnerable gesellschaftliche Gruppen (z. B. alte Menschen, Geflüchtete) inkludiert werden.

Um die Forderung nach einer policy-basierten Strategie einzuordnen, soll die Genese theoretischer Grundlagen von Gesundheitsförderung kurz nachgezeichnet werden. Mit Beginn der 1950er-Jahre offenbarten epidemiologische Studien, dass Alltagsverhalten Gesundheit gefährden kann. Herz-Kreislauf-Erkrankungen, Diabetes mellitus Typ 2 und einige Krebsarten (z. B. Dickdarmkrebs) betreffen Personen wahrscheinlicher, die rauchen, regelmäßig alkoholische Getränke konsumieren, sich fettreich und zuckerhaltig ernähren und zu wenig bewegen. Die sozial-epidemiologischen Erkenntnisse begründeten den Risikofaktoren-Ansatz. Das Etikett „sozial" verweist darauf, dass soziale Faktoren, die Lebensweise und deren Folgen bedingen. Wer beruflich hoch angesehen, formal hoch gebildet ist und wer gut verdient, der erkrankt seltener und lebt länger.

Theorie und Praxis der Gesundheitsförderung

In den 1980er-Jahren wurde der sozial-ökologische Ansatz propagiert, der bereits in den 1920er-Jahren die Stadtstudien der Chicagoer Schule (Chicago School of Sociology) gerahmt hatte. Demzufolge ist Verhalten das emergente Resultat der Wechselwirkung von Person- und Umwelteinflüssen. Mit der sogenannten Ottawa-Charta erhob die Weltgesundheitsorganisation 1986 es zur Handlungsmaxime, in der Gesundheitsförderung gleichermaßen Personen und Bedingungen der Lebenswelten (z. B. Kommunen) und Settings (z. B. Schulen, Betriebe) zu adressieren. Entgegen des genannten Anspruchs zielen Programme der Gesundheitsförderung überwiegend auf individuelles Verhalten. Lebenswelten und Settings werden zwar auch adressiert, aber im Wesentlichen, um gesundes Verhalten zu motivieren. Beabsichtigt wird aber nicht nur, kalkulierbare Verhaltensrisiken zu beseitigen, sondern auch, Ressourcen aufzubauen, um individuelle Resilienz zu stärken. Das Konzept der Salutogenese liefert dafür den theoretischen Hintergrund. Es postuliert, dass Menschen im Lebensverlauf auf einem Kontinuum zwischen den beiden Polen Krankheit und Gesundheit changieren, sie also mehr oder minder gesund oder bereits erkrankt sind. Handlungsempfehlungen, um die Position in der Nähe des Gesundheitspols zu halten, gehen davon aus, dass Menschen sich selbstregulierend an belastende Umwelteinflüsse anpassen. Sie wappnen sich, indem sie ihre allgemeinen Widerstandsressourcen stärken und ein Gefühl der Kohärenz entwickeln. Mit starken Ressourcen ausgestattet, ist die individuelle Belastbarkeit erhöht. Ratgeberliteratur zielt auf ein Bündel an Ressourcen, darunter Selbstwirksamkeit, Empathie, sozialer Rückhalt, emotionale Stabilität. Die komplementäre Absicht, Umweltrisiken zu beseitigen oder mindestens zu mindern (z. B. Reduktion der Feinstaubemission), damit die Belastungsfähigkeit vor allem der vulnerablen Bevölkerung nicht überfordert wird, findet sich seltener. Gesundheitsförderung vernachlässigt das Ziel, Lebenswelten gesund zu entwickeln. Sie schaut kaum darauf, wie die Gleichung Person x Umwelt-Wechselwirkungen Verhalten bedingt. Der Blick darauf wäre für die Umsetzung des sozial-ökologischen Modells jedoch zentral.

Komplementäre Ziele: Individuelle und ökologische Resilienz

McKinlay entwarf ein Bild, das die notwendige Wende der Gesundheitsförderung illustriert. (1) Demnach wird viel Aufwand betrieben, um Menschen zu retten, die sich ungesund verhalten haben. Statt sie flussabwärts aus den Fluten zu ziehen und wieder zu heilen (Therapie) oder mit edukativen Interventionen davon abzuhalten, in den Fluss zu fallen (Individualprävention), sollte politisch-ökonomische Steuerung intensiviert werden (vgl. Abbildung 1).

Stromaufwärts sollten Möglichkeitsräume in Städten und Dörfern geschaffen werden, um gesund leben zu können. Das ist die Idee der systemisch orientierten, policy-basierten Gesundheitsförderung. In den Kommunen sind Menschen direkt von politischen Entscheidungen betroffen. Kommunalpolitik und -verwaltung kümmern sich um die Daseinsvorsorge. Gesundheitsförderung ist eine optionale Aufgabe, die in der Prioritätenliste kommunaler Entscheider*innen – wenn überhaupt – meistens nur nachrangig gelistet wird. (2)

Systemisch orientiert und policy-basiert zielt Gesundheitsförderung auf die individuelle und (vor allem) die kommunale Resilienz. Weil Kommunen sich eher wie biologische Systeme verhalten, die reifen, gedeihen oder zerfallen und mit inneren und äußeren Krisen konfrontiert sind, die ihre Strukturen und ihren inneren Zusammenhalt herausfordern, ändert sich auch das Konzept der Resilienz.

Im Konzept der technischen Resilienz ist ein stabiler Gleichgewichtszustand das Ideal. Gerät ein System aus dem Gleichgewicht, strebt es danach, den *Status quo ante* wiederherzustellen. Das erklärt nicht hinreichend, wie komplexe sozial-ökologische Systeme trotz Krisen überdauern. Gunderson und Holling haben die ökologische Resilienz beschrieben. (3) Demnach befinden sich ökologische Systeme in einem labilen und indifferenten Gleichgewichtszustand. Sie nutzen Störungen, um zu lernen und zukünftigen, unbekannten und unkalkulierbaren Risiken zu begegnen. Statt vorhersehbare Verhaltensrisiken zu minimieren, Ressourcen zu stärken und Bewältigungsstrategien auszubilden, bedenkt Gesundheitsförderung mit dem Ziel

1 Interventionslogiken stromab- und stromaufwärts gerichteter Prävention und Gesundheitsförderung

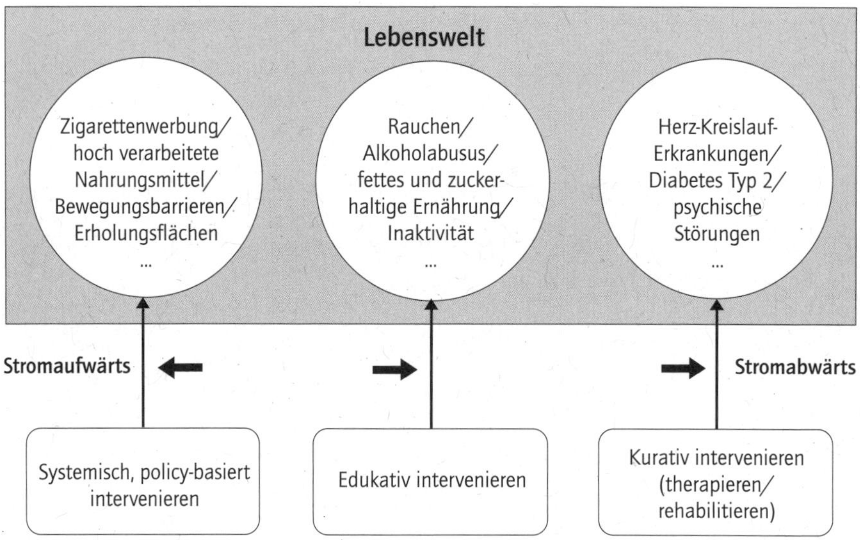

_Quelle: eigene Darstellung, angelehnt an (1)

der ökologischen Resilienz auch, dass Krisen (auch als „schwarze Schwäne" bezeichnet) zu nicht linearen Entwicklungen führen, die unvermeidlich unsicher und nicht vorhersagbar sind.
Angesichts der komplexen Dynamiken reicht es nicht, Personen gegenüber kalkulierbaren Störungen (z. B. dem altersbedingten Nachlassen der funktionalen Tüchtigkeit) individuell zu wappnen. Die Vulnerabilität der Lebenswelt, hier der Kommune, bedingt durch die Folgen großer gesellschaftlicher Herausforderungen (z. B. Hitzestress), wird dadurch nicht geringer. Vor allem Angehörige sozial marginalisierter Schichten sind von den Folgen betroffen. Policy-basierte Gesundheitsförderung trägt dem Rechnung.

Attraktive Lebenswelten schaffen

Zyklische Anpassungsprozesse (neu orientieren, reifen, konsolidieren, re-organisieren), ökologisch resilienter Kommunen betreffen das strukturelle Potenzial (Qualität der gebauten Umwelt, wirtschaftliche und finanzielle Stärke, politische Beteiligungsformate) und den inneren Zusammenhalt (Sozialkapital, soziale Netze, Ehrenamt etc.). Das Ineinandergreifen von sogenannten Revolten- und Gedächtnisfunktionen beeinflusst gesunde Entwicklungen. Interessengruppen in Teilgemeinden, Wohnquartieren oder Nachbarschaften agieren politisch und verändern eine Stadt oder ein Dorf längerfristig (Revolten-Funktion). Landespolitik, Regionalplanung oder Debatten um die lebenswerte Stadt („restorative Städte"), verändert Teilgemeinden und Quartiere über kommunale Steuerungsinstrumente (Gedächtnis-Funktion). (4)
Die policy-basierte kommunale Gesundheitsförderung richtet sich an Verantwortliche, die in diversen Politikfeldern über Möglichkeitsräume entscheiden, die gesundheitliche Verwirklichungschancen von Bürgerinnen und Bürgern erschweren oder erleichtern. Gesundheit gilt in diesem Zugang als konditionales Gut, als Ursache und Konsequenz einer resilienten kommunalen Entwicklung. Sie zeigt sich an niedrigen Prävalenzen somatischer und psychischer Erkrankungen und am Ausmaß und der Qualität von Aktivität und sozialer Teilhabe. Damit berührt policy-basierte Gesundheitsförderung viele Politikfelder („Health in all policies") und ist Querschnittsaufgabe der kommunalen Steuerung („Health in all governance").

Kommunales Handeln will attraktive Lebenswelten schaffen, in denen Menschen gerne und gut leben, gesund aufwachsen, gelingend altern und gut versorgt sind. Entscheidungen politischer Akteurinnen und Akteure sollten die adaptiven Zyklen der ökologischen Resilienz bedenken. Sie können sich am Rahmenmodell für das Gemeindekapital („Community Capitals Framework", CCF) orientieren. (5)
Die sieben Kapitalarten, die das CCF nennt, sollten gemeinsam mit der Zivilgesellschaft innovativ und resilient gestaltet werden:
(a) die natürliche Umwelt (z. B. Anlage und Pflege von Erholungsgebieten),
(b) die gebaute Umwelt (z. B. radfahrfreundliche Wegeführungen, Hitzeschutz durch Albedo-Oberflächen),
(c) das kulturelle Kapital (z. B. Werte, Traditionen),
(d) das Humankapital (z. B. Wissensakkumulation und Sozialkompetenz),
(e) das Sozialkapital (Bridging, Bonding, Linking),
(f) das politische Kapital (Institutionenvertrauen, Beteiligungsmöglichkeiten, Einbindung des lokalen Wissens) und
(g) das Finanzkapital (z. B. Investitionen in attraktives Arbeiten und Wohnen).
Für alle sieben Kapitalarten belegen empirische Fakten Assoziationen mit gesundheitlichen Endpunkten sowie mit Aktivität und sozialer Teilhabe. Die Kapitalarten lassen sich als Raster nutzen, um Resilienz zu beurteilen. Ein intaktes Vereinsleben, ein hohes ehrenamtliches Engagement und Institutionenvertrauen spricht beispielsweise für ein hohes Sozialkapital und scheint Studien zufolge das vordringlichste Teilziel der resilienten Entwicklung zu sein.
Die Wahrscheinlichkeit, dass Entwicklung gelingt, steigt mit der Haltung, in gesellschaftlichen Herausforderungen eine Gestaltungsaufgabe zu sehen. Gefordert ist, reflexiv (Lösungen für Sachverhalte abwägen, mit emergenter statt mit best practice antworten), aporetisch (Lösungsvorschlägen kritisch-zweifelnd begegnen), befähigend (die Zivilgesellschaft ertüchtigend) und systemisch zu denken. (6)

Literatur

(1) McKinlay, J. (2019): A case for refocusing upstream: The political economy of illness. IAPHS Occasional Classics (1), S. 1-10.

(2) Paulsen, L. / Benz, L. et al. (2024): Forschungsprojekt EUBeKo. In: Prävention und Gesundheitsförderung, Vol. 19, S. 206-215.

(3) Gunderson, L. H. / Holling, C. S. (Hrsg). (2002): Panarchy: understanding transformations in human and natural systems. Washington, DC.

(4) Dehne, P. (2021): Zwischen Government und Governance – Perspektiven der Forschung auf Politik und Stadtplanung in Kleinstädten. In: Kompendium Kleinstadtforschung, Forschungsberichte der ARL 16. Hannover, S. 102-122.

(5) Emery, M. / Flora, C. (2006): Spiraling-Up: Mapping Community Transformation with Community Capitals Framework. In: Journal of the Community Development Society (37/1), S. 19-35.

(6) Bucksch, J. / Schlicht, W. (2023): Kommunale Gesundheitsversorgung. Ein Debattenanstoß zu einer policy-orientierten Transformation der Kommune zur ökologischen Resilienz. Heidelberg.

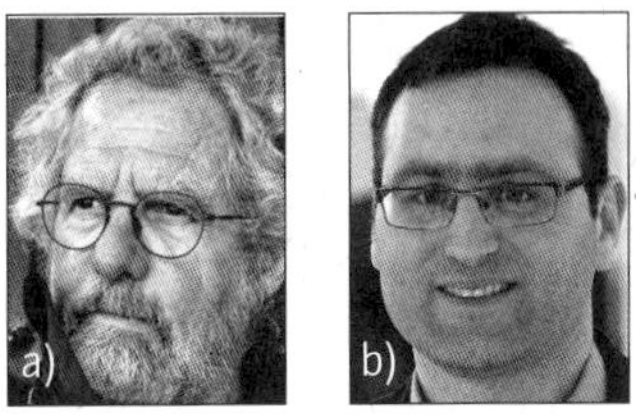

Was ist Ihr bewährtes Hausmittel gegen persönliches und planetares Kopfweh?

a) Mein »Gärtlein« bestellen, einen Apfelbaum pflanzen, Blumen säen, kommunales Handeln motivieren.

b) Statt sich den Kopf zu zerbrechen, anpacken und ins Handeln kommen!

Zu den Autoren

a) Wolfgang Schlicht ist Politik- und Sportwissenschaftler. Bis zu seiner Emeritierung im Jahr 2018 hatte er den Lehrstuhl für Sport- und Gesundheitswissenschaften der Universität Stuttgart inne. Er war bis Februar 2024 Vorsitzender des Wissenschaftlichen Beirats der Stiftung für gesundheitliche Prävention Baden-Württemberg.

b) Jens Bucksch studierte Sportwissenschaft und Public Health. Er leitet seit 2017 die Abteilung Prävention und Gesundheitsförderung an der Pädagogischen Hochschule Heidelberg. Er ist verantwortlich für ein Masterstudienprogramm zur kommunalen Gesundheitsförderung.

Kontakt

Prof. i. R. Dr. Wolfgang Schlicht
Universität Stuttgart, Lehrstuhl für
Sport- und Gesundheitswissenschaften
E-Mail wolfgang.schlicht@f10.uni-stuttgart.de

Prof. Dr. Jens Bucksch
Pädagogische Hochschule Heidelberg,
Fakultät III
E-Mail bucksch@ph-heidelberg.de

Umweltauswirkungen von Arzneimitteln

Wo ein Wille ist

Bislang haben Herstellung und Anwendung von Medikamenten für Menschen und ihre Nutztiere Priorität, ganz egal, was das mit der Natur macht. Dabei wäre eine Umweltverträglichkeitsprüfung bei der Entwicklung neuer Arzneimittelstoffe durchaus möglich.

Von Adolf Eisenträger

Menschen benötigen Arzneimittel zum Schutz und zur Wiederherstellung ihrer Gesundheit. Zytostatika zur Bekämpfung von Krebserkrankungen, Blutdrucksenker, Schmerzmittel, Antibiotika, Diabetika und viele weitere lebenswichtige Medikamente nehmen Menschen im Laufe ihres Lebens zu sich. Der hohe Standard der Versorgung mit Arzneimitteln ist eine große Errungenschaft der Menschheit, wie nicht zuletzt die schnelle Entwicklung und Bereitstellung von Impfstoffen während der Corona-Pandemie gezeigt hatben.

Die Situation scheint einfach und klar zu sein: Die menschliche Gesundheit hat absolute Priorität. Der Schutz der Umwelt geht nicht in die Nutzen-Risiko-Analyse ein, die bei Zulassungsverfahren für Arzneimittelprodukte ausschlaggebend ist. Humanarzneimittel werden also grundsätzlich nicht aus Gründen des Schutzes der Umwelt nicht zugelassen. Im Rahmen der Zulassungsverfahren werden die Umweltrisiken bewertet und erfasst. Konsequenzen im Sinne eines Risikomanagements hat das jedoch keine. Der Planet und damit auch die planetare Gesundheit spielen hier keine Rolle. Auch Tiere benötigen Arzneimittel zum Schutz ihrer Gesundheit. Sie bekommen diese jedoch auch zum Schutz der menschlichen Gesundheit, wie etwa bei der Anwendung von Antiparasitika bei Haustieren. Darüber hinaus bekommen sie Arzneimittel jedoch auch zum Zwecke der effizienten Produktion von Nahrungsmitteln. Tieren werden Arzneimittel daher nicht nur zum „Tierwohl" verabreicht, wie es pharmazeutische Unternehmen auf ihren Internetseiten darstellen. Sicher würde manch ein Tier den Schwerpunkt eher auf Prophylaxe und auf Änderung seiner aktuellen Lebensumstände legen, wenn man es fragen würde.

Theorie hält landwirtschaftlicher Praxis nicht stand

Mit dem Inkrafttreten der aktuellen Tierarzneimittel-Verordnung waren große Hoffnungen für den Schutz der Umwelt verbunden, denn er wurde zum Bestandteil der Nutzen-Risiko-Bewertung (1): Falls der therapeutische Nutzen des Tierarzneimittels niedriger bewertet wird als das Umweltrisiko, kann die Zulassung versagt werden. Mit der Auflage von Risikominderungsmaßnahmen wird zugelassen, falls der Nutzen für das Tier höher bewertet wird als das Umweltrisiko.

Dies war die Idee. In der Praxis zeigte sich jedoch, dass betriebswirtschaftliche Aspekte der Landwirtschaft meist prioritär sind. Ein Beispiel dafür ist die von Deutschland initiierte Wirkstoffprüfung für das Brunstsynchronisationsmittel Altrenogest, das unter anderem im niedrigsten getesteten Konzentrationsbereich von 400 Pikogramm pro Liter noch toxisch im Fischlebenszyklustest war. (2) Zugelassen wurde es dennoch sehr schnell durch die Europäische Kommission mit folgender Begründung: „Altrenogest enthaltende Tierarzneimittel sind jedoch in der modernen Schweineproduktion unabdingbar, da die Synchronisation von Jungsauen ein Instrument ist, welches das Abferkeln in strengen Chargen ermöglicht; dies wiederum hat offensichtliche Vorteile für die Bewirtschaftung und Hygiene in diesen landwirtschaftlichen Betrieben und somit auch für die Gesundheit der Tiere. Zu diesem Zweck existiert in der EU derzeit keine Alternative. Daher wird das Nutzen-Risiko-Verhältnis als positiv eingestuft. Es wird empfohlen, Maßnahmen zur Risikominderung in die Produktinformationen von Altrenogest enthaltenden Tierarzneimitteln zur oralen Verabreichung an Schweine aufzunehmen, um das Risiko für die Umwelt zu reduzieren und den Anwender darauf aufmerksam zu machen, dass Altrenogest schädlich für Fische und andere Wasserorganismen sein kann." (2)

Der Einsatz von Brunstsynchronisationsmitteln dient nicht dem Tierwohl. Es handelt sich um ein reines Managementinstrument für eine Art der Landwirtschaft, die diese Tierhaltung als „moderne Schweineproduktion" sieht. Die dabei offensichtlich notwendige Gabe von umweltgefährdenden Brunstsynchronisationsmitteln wird als Selbstverständlichkeit angesehen. Die Alternativlosigkeit wird nicht hinterfragt. Insofern ist der Versuch für ein Mehr an Umweltschutz für den Schutz der Tiere, die nicht direkt der Landwirtschaft dienen, gescheitert.

Risikobewertung bei neuen und alten Wirkstoffen

Wie das Beispiel Glyphosat zeigt, wird die Genehmigung von Wirkstoffen für Pflanzenschutzmittel auf europäischer Ebene fachlich und politisch sehr intensiv und häufig auch über lange Zeiträume diskutiert. Die Entscheidung über die Genehmigung obliegt auf der politischen Ebene der EU-Kommission. Sie hat im Falle von Pflanzenschutzmitteln die Möglichkeit der Nichtgenehmigung von Wirkstoffen. Produkte mit diesen Wirkstoffen können auch nicht zugelassen werden. Auch Biozid-Wirkstoffe – wie einzelne Antifouling-Wirkstoffe – sind daher in der Vergangenheit schon nicht genehmigt worden. Die Firmen, die neue innovative Wirkstoffe zu diesen Zwecken entwickeln und dann vermarkten wollen, kennen die oftmals harten Anforderungen an die Genehmigung. Dazu gehören die sogenannten Cut-off-Kriterien für endokrine Disruptoren und für Stoffe, die sowohl persistent als auch bioakkumulierend als auch toxisch sind. Die Firmen müssen und können daher die Anforderungen an den Schutz der Umwelt bereits bei der Entwicklung neuer Wirkstoffe berücksichtigen.

Für die globale pharmazeutische Industrie gilt dies nicht. Der Schutz der Umwelt ist kein Kriterium bei der Neuentwicklung von Wirkstoffen. So werden die Arzneimittel auch aus allen aktuell diskutierten Beschränkungsverfahren und Grenzwerten für per- und polyfluorierte Chemikalien ausgenommen. Der Schmerzmittelwirkstoff Diclofenac wurde in der Hochphase der Chlorchemie entwickelt und er ist chloriert. Das Anti-COVID-19-Arzneimittel Paxlovid® ist fluoriert, wie viele aktuelle Arzneimittel. Fluor erhöht die Wirksamkeit, aber fluorierte Verbindungen stehen vor allem aufgrund ihrer langfristigen Umweltfolgen in allen anderen Bereichen der Chemikalienregulierung sehr stark im Fokus.

Derzeit liegt ein Entwurf für eine neue europäische Richtlinie für Humanarzneimittel vor. (3) Diese neue Richtlinie ist dringend notwendig, da es gilt, die Sicherheit der Versorgung der europäischen Bevölkerung mit Arzneimitteln zu gewährleisten. So muss etwa die Versorgung mit ausreichenden und wirksamen Antibiotika dringend verbessert werden. Die Corona-Pandemie hat darüber hinaus aufgezeigt, dass die Herstellung von Arzneimitteln in Europa wieder gefördert werden muss. Es gilt also, den europäischen Markt für die pharmazeutische Industrie attraktiver zu gestalten. Denn Europa braucht eine innovative pharmazeutische Industrie.

Dennoch bemüht man sich mit dem Entwurf der Richtlinie für Humanarzneimittel, „größeres Augenmerk auf die Umweltfolgen von Arzneimitteln" zu legen. Erfolgen soll dies insbesondere bei der Bewertung der Risiken: So soll für zugelassene Arzneimittel ein auf Wirkstoffen basierendes System zur Überprüfung und Dokumentation von Daten aus der Umweltrisikobewertung eingerichtet werden. Eine solche „Monografie muss einen umfassenden Satz physikalisch-chemischer Daten sowie Daten über Verbleib und Wirkung auf der Grundlage einer Beurteilung durch eine zuständige Behörde enthalten" (Artikel 24 des Entwurfs). Für „Alt-Arzneimittel", die vor dem 30. Oktober 2005 zugelassen worden sind, soll eine Bewertung der Umweltrisiken verlangt werden.

Schließlich wendet sich die Richtlinie auch den Stoffeigenschaften zu, die für Biozide, Pflanzenschutzmittel und Industriechemikalien scharfe Regulierungen zur Folge haben können: Im Artikel 22 wird Folgendes verlangt:

In der Umweltrisikobewertung ist anzugeben, ob es sich bei dem Arzneimittel, einem seiner Inhaltsstoffe oder seinen sonstigen Bestandteilen um einen der folgenden Stoffe gemäß den Kriterien in Anhang I der Verordnung (EG) Nr. 1272/2008 handelt:

a) einen persistenten, bioakkumulierbaren und toxischen (PBT) Stoff;

b) einen sehr persistenten und sehr bioakkumulierbaren (vPvB) Stoff,

c) einen persistenten, mobilen und toxischen (PMT) Stoff oder einen sehr persistenten, sehr mobilen (vPvM) Stoff

d) oder einen endokrinen Wirkstoff.

Durch die hier verlangte Bewertung der Risiken werden viele wertvolle Informationen gewonnen. Die geplanten Änderungen sind also zu begrüßen. Für die Umsetzung in einen wirksamen Schutz der Umwelt sind jedoch Maßnahmen des Managements notwendig. So gibt es für die PBT-Stoffe in den anderen Regelungsbereichen Möglichkeiten der Nichtgenehmigung von Wirkstoffen. Die Überschreitung der sogenannten Cut-off-Kriterien führt beispielsweise im Verfahren nach der Biozidverordnung in der Regel zu einer Nichtgenehmigung des Wirkstoffs. Die Folgen der Risikobewertung können dort immer mit Konsequenzen für das Risikomanagement verbunden sein. Das kann die Begrenzung bestimmter Anwendungsmengen oder -arten sein, wie dies auch bei der Anwendung von Pflanzenschutzmitteln durchaus üblich ist.

Notwendige Schritte zur nachhaltigen Pharmazie

Die Verknüpfung von Risikobewertung und Risikomanagement hat weitgehende Konsequenzen für den vorsorgenden Umweltschutz, da den innovativen Unternehmen, die neue Wirkstoffe und Chemikalien entwickeln, sehr gut bekannt ist, welche Anforderungen diese zum Schutz der Umwelt erfüllen müssen. Die Drohung der Nichtzulassung ist ein wichtiger Schritt hin zu einer Entwicklung umweltverträglicher, nachhaltiger Wirkstoffe. Die europäische Rechtsetzung hat hier positive Wirkungen weit über den europäischen Raum hinaus. Dies zeigen die vielen positiven Auswirkungen der REACH-Verordnung. (4)

Mit dem aktuell vorliegenden Entwurf der Humanarzneimittelrichtlinie ist ein hoher Aufwand in der Risikobewertung für Industrie und Behörden verbunden, der mehr Erkenntnisse über die Wirkungen von Arzneimitteln auf die Umwelt liefern wird. Leider fehlt jedoch der Aspekt des Risikomanagements weitestgehend. So führt die Überschreitung der Cut-off-Kriterien laut Artikel 51 lediglich zu einer Verschreibungspflicht, „es sei denn, die Anwendung des Arzneimittels und die Patientensicherheit erfordern etwas anderes". In die Definition des Begriffs Risiko sind die „unerwünschten Auswirkungen des Arzneimittels auf die Umwelt" aufgenommen worden. Aus dem „Nutzen-Risiko-Verhältnis" werden sie jedoch im Absatz 41 des § 4 explizit wieder ausgenommen.

Planetare Gesundheit umfasst die ökologische Gesundheit des Planeten als Ganzes. Der Mensch ist hier nur eine Spezies, deren Interessen zu vertreten sind. Vor diesem Hintergrund stellen sich für Arzneimittel viele Fragen, wie wir der Vision der planetaren Gesundheit näherkommen. Das Mindeste wäre, dass für neu zu entwickelnde Arzneimittelwirkstoffe verbindliche Anforderungen an die Umweltverträglichkeit gestellt werden. Zu diskutieren wäre darüber hinaus, ob es Arzneimittel und Anwendungen von Arzneimitteln auf dem Markt gibt, bei denen Aspekte des Umweltschutzes in das Zulassungsverfahren eingehen sollten. Anders formuliert: Hat wirklich bei jedem Arzneimittel und bei jeder Anwendung jedes Arzneimittels immer der Mensch Priorität? Bei Tierarzneimitteln ist zu diskutieren, warum die Tiere, die zur Nahrungsmittelproduktion dienen, immer Priorität haben vor allen anderen Tieren.

Literatur

(1) https://eur-lex.europa.eu/legal-content/DE/TXT/PDF/?uri=CELEX:32019R0006

(2) https://ec.europa.eu/health/documents/community-register/2016/20160729135173/anx_135173_de.pdf

(3) https://ec.europa.eu/info/law/better-regulation/have-your-say/initiatives/12963-Uberarbeitung-der-allgemeinen-EU-Arzneimittelvorschriften_de

(4) Die EU-Chemikalienverordnung REACH steht für (englisch) Registrierung, Bewertung, Zulassung und Beschränkung von Chemikalien. Sie trat am 1.06.2007 in Kraft.

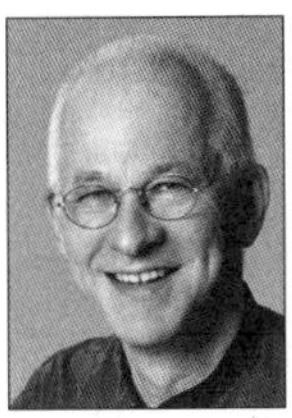

Was ist Ihr bewährtes Hausmittel gegen persönliches und planetares Kopfweh?
Die konsequente Vermeidung aller Flugreisen für die Vorsorge gegen jegliche Kopfwehformen.

Zum Autor

Adolf Eisenträger ist Ingenieur des technischen Umweltschutzes und lehrt an der RWTH Aachen. Er leitet das Spurenstoffzentrum des Bundes am Umweltbundesamt.

Kontakt

Prof. Dr.-Ing. Adolf Eisenträger
Spurenstoffzentrum des Bundes
Umweltbundesamt
E-Mail adolf.eisentraeger@uba.de

Impulse

Projekte und Konzepte

Klimagerechte Gesundheitsversorgung
Ein Krankenhaus als Living Lab
Das Gemeinschaftskrankenhaus Havelhöhe in Berlin hat sich zum Ziel gesetzt, bis 2030 zu einem klimafreundlichen Krankenhaus zu werden (Climate Friendly Hospital). Dafür stimmen sich Mitarbeitende monatlich in mehreren Konferenzen ab. Sie haben 14 Handlungsfelder mit konkreten Aktionen erarbeitet. Um zusätzliche Kapazitäten für Klimaschutz zu haben, wurde 2021 das sogenannte Living Lab gegründet. Durch eine Förderung der Deutschen Bundesstiftung Umwelt konnte ein interdisziplinäres Team eingestellt werden, das Krankenhausmitarbeitende bei der Klimatransformation in fünf Handlungsfeldern unterstützt hat:
Das Klimateam hat im *Handlungsfeld Energie* Konzepte für die Gesamtversorgung bis 2030 entwickelt und verschiedene Möglichkeiten zur Stromgewinnung untersucht: Wasserthermie und Pyrolyse sowie den Ausbau von Solarenergie und Windkraft in Kombination mit Eisspeichern. Das Klimateam hat auch Gespräche mit dem Denkmalschutz und möglichen Finanzierungspartnern geführt und Ideen für ein Finanzierungskonzept, das Gesundheitseinrichtungen wirtschaftlich stärkt und einen schnellen Umbau ermöglicht, in einem Policy Paper veröffentlicht.
Im *Handlungsfeld Mobilität* wurde eine Mitfahr-App eingeführt und die Elektrifizierung der Krankenhausflotte vorangetrieben. Im Rahmen des Ausbaus der Ladeinfrastruktur hat das Klimateam ein neues Konzept zur Geländenutzung entwickelt, das Parkraum reduziert und mehr Abstellmöglichkeiten für Fahrräder schafft.
In den Bereichen Schulung und Abfall wurde ein Kartenset mit täglichen Inspirationen für Klima-Aktionen erstellt. Gemeinsam mit Mitarbeitenden aus der Pflege hat das Klimateam außerdem untersucht, wie sich Mülltrennung und -reduzierung auf den jeweiligen Stationen alltagstauglich gestalten lässt.
Im *Handlungsfeld Ernährung* wurden vor allem Kooperationen mit regionalen Lebensmittelproduzent*innen vertieft, um die Versorgung der krankenhauseigenen Küche mit hochwertigen und klimafreundlichen Lebensmitteln zu verbessern. Darüber hinaus wurde die Idee des sogenannten Hospital Gardening entwickelt: Ziel ist dabei, durch den Anbau hochwertiger Lebensmittel auf dem Gelände therapeutische Wirkung mit Klimaschutz zu verbinden.

Im *Handlungsfeld Treibhausgasbilanzierung* hat sich gezeigt, wie herausfordernd es ist, die realen Emissionen im Gesundheitssektor zu erfassen. Dafür wurden zunächst vor allem Kooperationen zu internationalen Initiativen wie Global Green and Healthy Hospitals (GGHH), Health Care Without Harm (HCWH), der Deutschen Allianz für Klimawandel und Gesundheit (KLUG e. V.) und anderen innovativen Krankenhäusern aufgebaut oder vertieft. Seitdem wurde der Fokus stärker auf Einkauf und klimafreundliche Medikamente gelegt. Ein Großteil der Emissionen aus Lieferketten (Scope 3) ist durch den Bezug klimafreundlicher Produkte vermeidbar. Ein signifikanter Rückgang des CO_2-Fußabdrucks im Gesundheitswesen lässt sich beispielsweise durch den Übergang von Dosieraerosolen zu Pulverinhalatoren erreichen, die vorrangig zur Behandlung von Asthma und chronisch-obstruktiver Lungenerkrankung (COPD) verwendet werden.

Trotz unterschiedlicher Erfahrungen in allen Handlungsfeldern hat bereits die einjährige Pionierphase deutlich gemacht, wie wertvoll die Unterstützung durch ein Forschungsprojekt für die Klimaarbeit eines Krankenhauses ist. Ein solches Projekt ist besonders vorteilhaft, weil motivierte, aber zeitlich eingeschränkte Mitarbeiter*innen des Krankenhauses aktiv in der Umsetzung von Klimaprojekten unterstützt werden. Die Schlüsselkomponenten dabei sind genügend Zeit für den Kontaktaufbau und ein tiefes Verständnis für die gegenseitige Situation. Vor allem bei der Priorisierung der Projekte ist eine klare Absprache entscheidend.

Gerriet Schwen,
wiss. Projektleiter in der Pionierphase
Carmen Schwartz,
ehemals Klimateam Havelhöhe

www.havelhoehe.de/de/krankenhaus-havelhoehe/nachhaltigkeit/health-for-future-havelhoehe/

Verpflegung in Gesundheits- und Pflegeeinrichtungen

Gesund für Mensch und Planet

Wie wir uns ernähren, hat erhebliche Auswirkungen auf die globale Umwelt und die menschliche Gesundheit. Unser Ernährungssystem ist maßgeblich mitverantwortlich für die größten ökologischen Probleme unserer Zeit wie Klimakrise oder Artensterben. Ungesunde Ernährungsmuster sind zudem ein Hauptrisikofaktor für chronische Erkrankungen und vorzeitige Todesfälle. Eine Ernährungstransformation ist daher einer der wirksamsten Hebel, um gleichzeitig die individuelle und die planetare Gesundheit zu verbessern. Zentral hierbei ist der Wechsel zu stärker pflanzenbasierten Ernährungsmustern wie der sogenannten Planetary Health Diet.

Die Verpflegung in Gesundheitseinrichtungen (wie Kliniken und Senioreneinrichtungen) hat das Potenzial, als Vorbild für eine (planetar) gesunde Ernährung zu dienen: Sie ist relevant für Therapie, Gesundheit und Wohlbefinden von Patient*innen, Mitarbeitenden und Bewohner*innen und beeinflusst darüber hinaus maßgeblich den Umweltfußabdruck der Einrichtungen. Zum aktuellen Zustand der Verpflegung in deutschen Gesundheitseinrichtungen ist allerdings wenig bekannt, da es keine verpflichtenden Vorgaben oder Qualitätskontrollen gibt. Der Frage, wie gesund und umweltfreundlich die Ernährung an deutschen Kliniken und Senioreneinrichtungen ist und wie die Umstellung in Richtung einer Planetary Health Diet gelingen kann, widmet sich das durch die DBU geförderte Projekt NURISHD (NURsing home and hospital food service - Implementation of Healthy and Sustainable Diets) an der Berliner Charité.

Im ersten Projektteil wurden Speisepläne und Einkaufsdaten von zwei Kliniken sowie drei Senioreneinrichtungen analysiert. Hierbei zeigte sich, dass der Umweltfußabdruck zu etwa drei Vierteln durch tierische Lebensmittel bedingt ist; allein die Hälfte der Treibhausgasemissionen wird durch Fleisch(-produkte) verursacht. Mithilfe eines Diätischen Index (HEI-2020) wurde beurteilt, wie gesund die Zusammensetzung des Speiseangebots in den Einrichtungen ist. Ein niedriger Score als Ausdruck eines ungesunden Ernährungsmusters geht mit einem erhöhten Risiko für chronische Erkrankungen sowie einer erhöhten Sterblichkeit einher. Keine der fünf untersuchten Einrichtungen erreichte einen Score von über 60 (von max. 100) Punkten. Außerdem zeigte sich, dass ein großer Teil der angebotenen Kalorien aus tierischen sowie aus ungesunden pflanzlichen Lebensmitteln (wie Zucker, raffiniertem Getreide) stammt. Vollwertige, pflanzliche Lebensmittel machen in allen Einrichtungen unter 20 Prozent des Kalorienangebots aus. Auch die Untersuchung des Nährstoffprofils der Speisepläne zeigt deutliche Defizite, unter anderen einen zu hohen Anteil gesättigter Fette sowie eine zu hohe Kochsalzzufuhr und ein zu geringes Angebot an Ballaststoffen.

Insgesamt ergibt sich aus den Ergebnissen ein großer Handlungsbedarf zur Umstellung der Verpflegung auf eine gesündere und nachhaltigere Ernährung. Die Reduktion tierischer Lebensmittel und die Erhöhung des Anteils vollwertiger pflanzlicher Lebensmittel ist dabei entscheidend, um die Verpflegung gesundheitsfördernd zu gestalten und ihren Umweltfußabdruck zu verkleinern. Im Projekt konnten mithilfe von Interviews wichtige Hinweise zur Umsetzbarkeit, zu Hindernissen und relevanten Lösungsansätzen bezüglich einer Umstellung der Verpflegung erarbeitet werden. Zudem wurde in einer Pilot-Praxisphase die Integration von pflanzenbasierten Gerichten sowie die Reduktion von Fleischportionen in einer Senioreneinrichtung erprobt.

Dr. med. Lisa Pörtner, Charité und PIK
Dr. Nathalie Lambrecht, Charité und PIK

https://iph.charite.de/forschung/klimawandel_und_gesundheit/nurishd/

Leitfaden für klimasensible Gesundheitsberatung

Praxistaugliches Werkzeug

Vermehrte Krankheits- und Todesfälle durch länger andauernde Hitzeperioden – in Deutschland gibt es bereits jetzt sicht- und spürbare Auswirkungen des Klimawandels auf die Gesundheit. Hausärzt*innen sind als bedeutende Akteur*innen des Gesundheitssektors für die meisten Patient*innen in Deutschland erste Ansprechpartner*innen für medizinische Belange. Sie haben zumeist eine vertrauensvolle Beziehung zu ihren Patient*innen und genießen hohe Vertrauenswerte in der Bevölkerung. Sie sind daher zunehmend gefragt, die Auswirkungen globaler Umweltveränderungen auf die Gesundheit als Kontextfaktor in ihre Arbeit mit einzubeziehen, sich mit den Anliegen ihrer Patient*innen zu dieser Thematik auseinanderzusetzen und sich über Hintergründe und mögliche Lösungsansätze im Praxisalltag zu informieren.

Das von der Deutschen Bundesstiftung Umwelt geförderte Projekt „Entwicklung eines Leitfadens zur klimasensiblen Gesundheitsberatung für hausärztliche Praxen" (ELKGE) hatte zum Ziel, Hausärzt*innen durch einen für ihren Praxisalltag entwickelten Leitfaden zur klimasensiblen Gesundheitsberatung zu motivieren. Außerdem soll der Leitfaden den Hausärzt*innen Wissen in den Bereichen Klimafolgenanpassung (Adaptation) und Klimaschutz (Mitigation) vermitteln, um ihnen Handlungsoptionen für eine klimasensible Gesundheitsberatung zu geben. Um die Praxistauglichkeit des Leitfadens zu gewährleisten, war die Sicht der praktizierenden Hausärzt*innen unerlässlich. Daher wurden sie in Online-Fokusgruppen befragt, welche Inhalte und welche Unterstützungshilfen zur konkreten Anwendung im Praxisalltag sie sich für den Leitfaden wünschen. So konnten zahlreiche Ideen und Anforderungen an den Leitfaden erfasst, in der Entwicklung umgesetzt und anschließend von den Hausärzt*innen erprobt und bewertet werden. Auf Basis der Auswertung zweier weiterer Online-Fokusgruppen zu Verständnis und Anwendbarkeit des Leitfadens sowie einer schriftlichen Evaluation im September 2023 wurde der Leitfaden überarbeitet und finalisiert.

Es liegt nun der erste für die hausärztliche Praxis erarbeitete Leitfaden zur klimasensiblen Gesundheitsberatung vor. Er beinhaltet neben einer thematischen Einführung unter anderem umfangreiches Basiswissen zu gesundheitlichen Auswirkungen der Erderwärmung (z. B. durch Hitze, Zoonosen oder psychische Belastungen), Hinweise zur Klimakommunikation, Praxisbeispiele sowie Tipps, weiterführende Literatur und Links. Der Leitfaden wird allen Interessierten ab Juli 2024 online kostenlos zur Verfügung stehen. Parallel wurde die Entwicklung einer S1-Handlungsempfehlung der Deutschen Gesellschaft für Allgemeinmedizin und Familienmedizin (DEGAM) auf den Weg gebracht.

Die vermehrte Verbreitung und Anwendung der klimasensiblen Gesundheitsberatung in hausärztlichen Praxen ermöglicht eine Umweltentlastung. So kann die klimasensible Gesundheitsberatung beispielsweise durch die Auswahl klimaschonender Medikamente oder die Betonung von Co-Benefits, den Synergien zwischen einem gesünderen und gleichzeitig klimafreundlicheren Verhalten und Lebensstil, auf Ärzt*innen- und Patient*innenseite zu mehr aktivem Klimaschutz und somit auch zu der dringend notwendigen Verbesserung der planetaren Gesundheit beitragen.

Dr. Claudia Mews,
für das ELKGE-Team

www.dbu.de/@Leitfaden-klimasensible-Gesundheitsberatung

Digitale Ernährungsworkshops
Krankenhausernährung neu gedacht

Die Universitätsmedizin Essen (UME) hat sich zum Ziel gesetzt, die Kriterien für ein nachhaltiges Krankenhaus („Green Hospital") umzusetzen und Mitarbeitende aktiv in diesen Prozess einzubeziehen. Daraus entstanden zwei Projekte: Das Eat Good–Eat Smart-Projekt und das Green-Hospital-Food-Projekt. In beiden Projekten geht es um die Etablierung einer nachhaltigeren Ernährung im Krankenhaussetting. Ersteres fokussiert auf eine Verhaltensänderung der Mitarbeitenden, das zweite bezieht sich auf eine Verhältnisänderung der Ernährungsumwelt und des Verpflegungsangebots innerhalb der UME.

Im Mittelpunkt der Eat-Good-Eat-Smart-Studie, die von der Deutschen Bundesstiftung Umwelt gefördert wird, steht die Vermittlung der gesundheitlichen und umweltbezogenen Vorteile der sogenannten Planetary Health Diet. Diese Ernährungsform, die seit 2019 von der EAT-Lancet-Kommission empfohlen wird, gewinnt zunehmend an gesamtgesellschaftlicher Bedeutung.

Angesichts globaler Herausforderungen wie Klimawandel und Ernährungsunsicherheit ist die Auswahl gesunder wie nachhaltiger Lebensmittel für die Gemeinschaftsverpflegung essenziell. Deshalb hat auch die Deutsche Gesellschaft für Ernährung im Jahr 2024 ihre Ernährungsempfehlungen angepasst. Die empfohlenen Lebensmittel entsprechen den Grundlagen der Planetary Health Diet.

Im Rahmen der Eat-Good-Eat-Smart-Studie sollen die Prinzipien der Planetary Health Diet Krankenhausmitarbeitenden nähergebracht werden, um Einstellungen und Verhaltensweisen in den Bereichen Nachhaltige Ernährung und Umweltbewusstsein zu verändern. Dazu wurde ein innovatives digitales Schulungsprogramm entwickelt, das digitale Lehrküchen, Online-Cafés und regelmäßige E-Mail-Newsletter mit Planetary Health Diet-Rezepten kombiniert und mit einer Kontrollgruppe vergleicht, die Zugang zur Rezeptdatenbank und zu Social-Media-Inhalten erhält, aber nicht an digitalen Gruppenangebo-

ten teilnimmt. Außerdem profitiert die Interventionsgruppe bei den Angeboten von Gamificationansätzen, die als zusätzlicher Motivator dienen sollen.
Die Ergebnisse dieser Studie werden nicht nur in die betrieblichen Präventionsstrukturen der UME implementiert, sondern dienen auch dazu, weitere Zielgruppen innerhalb und außerhalb des Krankenhauses zu erreichen. Die empirischen Befunde sollen nicht nur einen wichtigen Beitrag zur Debatte um Planetary Health leisten, sondern werden auch als Modell für andere Einrichtungen dienen können, die sich für eine nachhaltige und gesunde Zukunft engagieren.

Merle Vollgraf, Prof. Dr. Gustav Dobos, Dr. Heidemarie Haller, Zentrum für Naturheilkunde und Planetare Gesundheit, Universitätsklinikum Essen

www.dbu.de/@Leitfaden-klimasensible-Gesundheitsberatung

Weiterbildung von Medizinpersonal
Diagnose-Tool für Zoonosen

Zoonosen sind Infektionskrankheiten, die von Tieren auf Menschen übertragen werden. Bekannte Beispiele sind Tollwut, Tuberkulose, Schweinegrippe, Borreliose, Malaria und wahrscheinlich auch das Coronavirus. Die Ansteckung kann unter anderem über den direkten Kontakt mit einem infizierten Tier oder einem tierischen Produkt wie Milch, Eier oder Fleisch erfolgen. Dem globalen Netzwerk für Infektionskrankheiten und Epidemiologie (Global Infectious Disease and Epidemiology, GIDEON) zufolge fanden zwischen 1980 und 1985 knapp 1.000 außergewöhnlich starke Ausbrüche von Infektionserkrankungen statt. Im Zeitraum 2005 bis 2010 waren es fast dreimal so viele. Dabei verursachten Zoonosen 56 Prozent der Ausbrüche und machten 65 Prozent der insgesamt registrierten Krankheiten aus.
Das Auftreten neuer Epidemien und Infektionskrankheiten wird durch Globalisierung, Klimawandel, Bevölkerungswachstum sowie die Interaktion zwischen Menschen und Ökosystemen begünstigt. So liegt einer der Gründe für den Anstieg zoonotischer Infektionen darin, dass der Mensch immer mehr Lebensraum wilder Tiere beansprucht. Um eine größere Menge Nutztiere zu halten, wird zum Beispiel Regenwald gerodet. Und durch die Rinder, die dort grasen, kommt es zum Kontakt zwischen Nutztieren und Wildtieren und Menschen, sodass Erreger vom einen zum anderen überspringen können.
Neben dem Klimawandel ist der weltweite Verlust von Lebensräumen und Artenvielfalt ein bedeutender Faktor für den Anstieg von Zoonosen und die Verbreitung von Krankheitserregern in der ganzen Welt. Dies beeinträchtigt zunehmend die menschliche Gesundheit.
Eine Umfrage unter Humanmediziner*innen ergab, dass viele kaum Kenntnisse

über Zoonosen und deren Diagnose haben. Deshalb erarbeitete der Fachbereich Integrative Parasitologie und Zoophysiologie des Instituts für Ökologie, Evolution und Diversität der Johann Wolfgang Goethe-Universität in Frankfurt am Main entsprechende Fortbildungen dazu. Gefördert wurde das Projekt von der Deutschen Bundesstiftung Umwelt (DBU). Das Ziel war, Weiterbildungsangebote zu Grundlagen, Diagnostik und Verbreitung von Zoonosen für Humanmediziner*innen, Pflegekräfte sowie labortechnische Assistent*innen zu konzipieren und zu erproben. Dabei wurde auch das Konzept der Planetaren Gesundheit hinsichtlich der Verbreitung von Infektionskrankheiten berücksichtigt.

Die Forscher*innen erarbeiten auf dieser Basis ergänzend ein Anforderungsprofil und ein Lastenheft für eine Software, welche die Symptome der Erkrankten mit einer Datenbank abgleicht, in der bekannte Zoonosen und Parasiten erfasst sind. Auf dieser Datenbasis soll es möglich werden, Ärzt*innen Empfehlungen zu Diagnose und Behandlung zu geben. Das digitale Tool soll zukünftig Teil der ärztlichen Weiterbildung werden. Die Kurse sowie das Machbarkeitskonzept zum Diagnosetool werden nach einem Probelauf auf Fachkongressen (z. B. der Jahrestagung der Deutschen Gesellschaft für Infektiologie und des Deutschen Zentrums für Infektionsforschung) sowie in medizinischen Fachzeitschriften vorgestellt. (mb)

www.dbu.de/@diagnosetool-zoonosen

CO_2-Bilanzierung im Krankenhaussektor

Von der Fallstudie zur Branchenlösung

Der Gesundheitssektor ist nach Schätzungen der Weltgesundheitsorganisation WHO für fünf bis sieben Prozent der deutschen Treibhausgas (THG)-Emissionen verantwortlich. Daher steht er vor der Herausforderung, signifikante THG-Reduktionen zu erreichen. Hier setzt das Projekt „Carbon Footprint im Gesundheitswesen" (CAFOGES) an. Das Institut für Allgemeinmedizin am Universitätsklinikum Freiburg hat in Kooperation mit dem Öko-Institut e. V. im Rahmen des Projekts die erste umfassende CO_2-Bilanz eines deutschen Universitätsklinikums erstellt und ein frei zugängliches Open-Access-Tool zur Emissionsberechnung entwickelt.

Das Projekt begann im Januar 2022 und wurde über 18 Monate hinweg durch die Deutsche Bundesstiftung Umwelt gefördert. Die Erkenntnisse und Methodiken sind insbesondere vor dem Hintergrund der EU-Richtlinie zur Nachhaltigkeitsberichterstattung von Unternehmen (Corporate Sustainability Reporting Directive, CSRD), die eine verpflichtende Deklaration der Umweltauswirkungen von Unternehmen vorsieht, von großer Bedeutung.

Die Bilanzierung der Treibhausgase basiert auf dem international anerkannten Treibhausgas-Protokoll (Greenhouse Gas Protocol), das zwischen direkten und indirekten Emissionen unterscheidet. In der Fallanalyse am Universitätsklinikum Freiburg wurden direkte Emissionen durch

den Betrieb eigener Anlagen und indirekte Emissionen, die durch den Bezug von Energie sowie vor- und nachgelagerte Prozesse entstehen, detailliert erfasst. Die Ergebnisse zeigen, dass ein Großteil der Emissionen aus externen Quellen wie der Beschaffung von Medikamenten und medizinischen Verbrauchsmaterialien stammt, was die Notwendigkeit einer verbesserten Lieferkettentransparenz unterstreicht.
Eine der Schlüsselinnovationen von CAFOGES ist die Entwicklung eines CO_2-Rechners, der es anderen Krankenhäusern ermöglicht, ihre eigenen Emissionen selbstständig zu berechnen und zu analysieren. Dieser Rechner ist als transformative Maßnahme zu sehen, die nicht nur zu einer Reduktion der Emissionen beitragen, sondern auch das Bewusstsein für ökologische Nachhaltigkeit im Gesundheitssektor stärken soll.
Neben der direkten Anwendung im Universitätsklinikum Freiburg hat CAFOGES durch die Zusammenarbeit mit dem Projekt „Klimaschutz in Kliniken durch Optimierung der Lieferketten" (KliOL) des Universitätsklinikums Heidelberg und der Deutschen Allianz Klimawandel & Gesundheit e. V. (KLUG e. V.) ein Netzwerk für den Austausch von Ressourcen und bewährten Praktiken (Best Practices) geschaffen. Das aus den Heidelberger und Freiburger Projekten fusionierte Bilanzierungstool wird auf der Plattform des Kompetenzzentrums für klimaresiliente Medizin und Gesundheitseinrichtungen (KliMeG) kostenfrei zur Verfügung gestellt, um eine breite Anwendung und kontinuierliche Weiterentwicklung zu gewährleisten.
CAFOGES markiert einen Wendepunkt in der Klimabilanzierung im deutschen Gesundheitssektor. Es stellt einen wichtigen Schritt in Richtung einer nachhaltigen Gesundheitsversorgung dar und demonstriert, wie durch innovative Ansätze und kollaborative Netzwerke substanzielle Beiträge zum Klimaschutz geleistet werden können.

Prof. Dr. Andy Maun, Leonard Terres
Universitätsklinikum Freiburg

www.uniklinik-freiburg.de/allgemeinmedizin/cafoges

Planetary-Health-Programm Schweiz
Viele Wege führen nach Rom

Mit der Annahme der Strategie Planetary Health durch die Ärztekammer im Oktober 2021, kam das Thema Umwelt und Gesundheit auf die Agenda der FMH (Foederatio Medicorum Helveticorum). Die von der swimsa (swiss medical students association) und dem VSAO (Verband Schweizerischer Assisstenz- und Oberärzte) angestoßene Initiative verpflichtet die FMH gegenüber ihren rund 90 Mitgliedorganisationen und 45.000 Einzelmitgliedern, in den Bereichen Information von Fachpersonen und Patient*innen, Reduktion der Umweltbelastung, Anpassung an klimatische Veränderungen und Einnehmen der Vorbildfunktion der Ärztinnen und Ärzte

aktiv zu werden. In diesen vier Bereichen wurden 22 Ziele verabschiedet, die bis 2030 umgesetzt werden müssen.
Die Umsetzung der Strategieziele wird durch die Abteilung Public Health der FMH koordiniert. Der aktuelle Stand der Zielerreichung ist auf der FMH-Webseite ersichtlich. Über die Art der umzusetzenden Projekte entscheidet die Begleitgruppe Planetary Health, ein beratendes Gremium des Zentralvorstandes, das die der FMH angeschlossenen Dachorganisationen repräsentiert.
Bisher wurden folgende Projekte angestoßen:
Toolkit Planetary Health: Das Toolkit soll allen interessierten Arztpraxen in der Schweiz klare Handlungsmöglichkeiten zur Reduktion ihres ökologischen Fußabdruckes liefern. Jede teilnehmende Praxis kann für sich entscheiden, welche Maßnahmen für sie relevant und passend sind. Somit können mit wenig Aufwand bereits erste Schritte in Richtung mehr Nachhaltigkeit getan werden. Besonders engagierte Praxen können zudem das Zertifikat „Nachhaltige Praxis" erlangen.
Planetary Health Award: Viele Projekte für ein nachhaltigeres Gesundheitswesen werden bereits heute umgesetzt: in Praxen, Krankenhäusern und Kantonen. Diese oftmals kleinen, aber innovativen Projekte haben kaum die Möglichkeit zur Skalierung oder zum Transfer in andere Institutionen. Der Planetary Health Award soll diesen Projekten die Möglichkeit geben, mehr Aufmerksamkeit und damit Verbreitung zu erhalten. Projekte können bis zum 31. Mai 2024 eingereicht werden und werden im Herbst ausgezeichnet.
Handbuch Nachhaltigkeit: Die FMH hat für ihre Standorte Bern und Olten eine Treibhausgasbilanz erstellen lassen. Auf Basis der Erkenntnisse werden einerseits Maßnahmen zur Reduktion der Treibhausgasbilanz an beiden Standorten umgesetzt. Andererseits sollen die Mitgliedorganisationen von der Erhebung ebenfalls profitieren. Das Handbuch bietet ihnen konkrete Handlungsmaßnahmen zur Reduktion des Umweltfußabdruckes ihrer Sekretariate. Das Handbuch wird Laufe des Jahres 2024 publiziert.
Um die Schweizer Klimaziele und die des Pariser Klimaabkommens zu erreichen, müssen alle Sektoren zur Reduktion der Umweltlast beitragen. Das Gesundheitswesen steht hierbei noch am Anfang. Es hat jedoch das Potenzial, einerseits selbst die Umweltbelastung zu reduzieren und andererseits glaubwürdig für den Schutz von Umwelt und Gesundheit einzustehen. Die FMH setzt sich für eine starke interprofessionelle und interdisziplinäre Vernetzung ein. Nur wenn alle Akteure im Gesundheitswesen anpacken, können wir eine gesundheitsfördernde und klimafreundliche Zukunft schaffen.

Robin Rieser
Verbindung der Schweizer Ärztinnen und Ärzte (FMH)

https://planetary-health.fmh.ch

Memorandum für intakten Planeten
Die Medikation steht

Damit Menschen, Tiere, Pflanzen und die Erde wieder in eine gute Verfassung kommen, müssen Verantwortliche aus den Bereichen Gesundheit, Klima- und Umweltschutz, Politik, Wirtschaft, Wissenschaft und Zivilgesellschaft an einem Strang ziehen. Ende vergangenen Jahres erarbeiteten Fachleute dieser Gebiete ein „Memorandum für Gesundheit und Wohlbefinden innerhalb planetarer Grenzen". Es soll dabei helfen, Veränderungsprozesse anzustoßen und Umweltaspekte in Gesundheitswesen und -politik einzubinden. Das würde nicht nur der Spezies Mensch helfen zu gesunden, sondern kann auch ein Rezept für den kränkelnden Planeten sein und zum Umbau von Wirtschaft und Gesellschaft beitragen (vgl. S. 15).

Das Memorandum haben zahlreiche Vertreter*innen aus dem Gesundheitswesen sowie Umwelt- und Klimaschutz unterzeichnet. Demnächst wird es Bundesumweltministerin Steffi Lemke und Bundesgesundheitsminister Karl Lauterbach überreicht. Das Vorhaben des Centre for Planetary Health Policy (Zentrum für Planetare Gesundheitspolitik, CPHP) und der Deutschen Allianz für Klimawandel und Gesundheit (KLUG) wurde durch die DBU gefördert und von der Stiftung Mercator, dem BKK-Dachverband und der Bucerius Law School unterstützt. (mb)

https://planetaryhealthforum.de/memorandum-fuer-gesundheit-innerhalb-planetarer-grenzen/

Klimaneutrale Gesundheitsversorgung
Österreichs „Big Five"

Für unsere Gesellschaft ist das Ziel, klimaneutral zu werden, eine enorme Herausforderung, aber auch eine große Chance. Der Gesundheitssektor kann dabei seine Vorbildwirkung wahrnehmen und einen wichtigen Beitrag zum Schutz der individuellen und der planetaren Gesundheit leisten, die Kosten reduzieren, die Chancengerechtigkeit stärken, Versorgungssicherheit und Resilienz forcieren. Daher wurde auf Initiative des Bundesministeriums für Soziales, Pflege, Gesundheit und Konsumentenschutz das Kompetenzzentrum Klima und Gesundheit am nationalen Public-Health-Institut der Gesundheit Österreich GmbH eingerichtet.

Ziel ist es, eine gesundheitsfördernde und klimafreundliche Entwicklung des Gesundheitssektors zu unterstützen und seine nachhaltige Transformation auf unterschiedlichen Ebenen und Handlungsfeldern zu forcieren. Dazu hat das Kompetenzzentrum die „Strategie klimaneutrales Gesundheitswesen", innovative Projekte wie die „Beratung klimafreundliche Gesundheitseinrichtungen" und den Lehrgang Klima-Manager*innen, entwickelt sowie einen Best Practice Award und die „Plattform der Pionierinnen und Pioniere der guten Praxis in Gesundheitseinrichtungen" unterstützt. Diese internationalen Vorzeigeprojekte bilden zusammen die sogenannten Big Five für Klimaneutralität im österreichischen Gesundheitswesen. Ziel der Strategie ist die Entwicklung von

Grundlagen, wie das Gesundheitswesen und die erforderlichen Gesundheitsleistungen klimaneutral werden können. Dafür ist die Analyse und Definition der Rahmenbedingungen, Handlungsfelder und -optionen zur strukturellen Verankerung von Klimaschutz notwendig.
Die Handlungsfelder umfassen alle klimarelevanten Bereiche (Energie, Gebäude, Mobilität, Arzneimittel, Ernährungssystem, Ressourcen, Abfall etc.). Die Rahmenbedingungen (Governance, Finanzierung, Förderungen, Recht, Monitoring, Forschung, Bewusstseinsbildung, Kompetenzen etc.) müssen so gestaltet werden, dass sie die nachhaltige Transformation des Gesundheitswesens bestmöglich unterstützen. Wesentlich ist die Umsetzung von Klimaschutzmaßnahmen in den Gesundheitseinrichtungen selbst – von Krankenhäusern, Pflegeeinrichtungen über Ambulatorien bis hin zu Arztpraxen und Apotheken. Um die Akzeptanz der Beteiligten zu sichern, muss der Nutzen deutlich aufgezeigt werden: Senkung von Energie- und Ressourcenverbrauch, Reduktion der Kosten, Abschwächung der Klimakrise, Schaffung eines gesundheitsfördernden und klimafreundlichen Umfelds für Patient*innen und Mitarbeitende, Steigerung der Attraktivität als Arbeitgeber sowie Stärkung der Versorgungssicherheit und Resilienz.
Die Kooperation mit wesentlichen Entscheidungsträgerinnen, Akteuren, Stakeholdern und Expertinnen im Gesundheitswesen und in den Projekten ist die zentrale Basis dafür.

Für die strukturelle Verankerung von Klimaschutz, aufgebaut und forciert mit den Big Five, sind Bewusstseinsbildung, Wissenstransfer, Kompetenzstärkung, Koordination, Kommunikation und Vernetzung von besonderer Wichtigkeit. Unbedingt notwendig ist auch ein klimaorientiertes Leitbild in der Organisation und das Commitment der Führungsspitze. Erforderlich sind auch passende Anreize und Rahmenbedingungen, wie etwa dass Kosteneinsparungen, die durch Energieeinsparungen erzielt werden, in der Einrichtung verbleiben. Für die Gesundheitseinrichtungen ist es zudem wichtig, dass es bundesweite, speziell für das Gesundheitswesen entwickelte Projekte sind, die nach den gleichen Standards und hohen Qualitätskriterien umgesetzt werden, und der Zugang niederschwellig ist.
Basierend auf den ersten Erfahrungen der Projekte hat das Klimaministerium 350 Millionen Euro für Umsetzungsmaßnahmen im Bereich Energieeffizienz in Krankenhäusern, Rehakliniken, Senioren- und Pflegeeinrichtungen bereitgestellt. – Eine gute Investition, denn Klimaschutz ist Gesundheitsschutz ist Menschenschutz!

Dr. Ruperta Lichtenecker
Gesundheit Österreich GmbH
Leiterin Kompetenzzentrum
Klima und Gesundheit

https://goeg.at/klimt

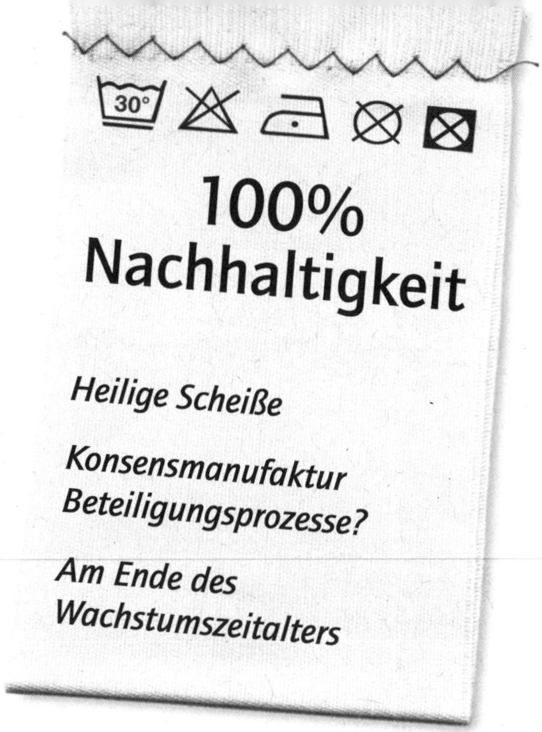

SPEKTRUM NACHHALTIGKEIT

Die gesellschaftliche Diskussion um die Zukunft ist vielschichtig. Im Spektrum Nachhaltigkeit veröffentlicht die politische ökologie deshalb – unabhängig vom jeweiligen Schwerpunktthema – Fachbeiträge, die sich mit verschiedenen Aspekten der Nachhaltigkeit auseinandersetzen. – Viel Vergnügen beim Blick über den Tellerrand!

Wiederverwendung von Stickstoff und Phosphor

Heilige Scheiße

Von Annette Jensen

Das Problem hat Dimensionen wie der Klimawandel - aber kaum jemand spricht darüber: Die Stickstoff- und Phosphorkreisläufe sind völlig aus dem Ruder gelaufen. Die Wissenschaft sieht die planetaren Belastungsgrenzen hier so weit überschritten wie bei der Erderhitzung. (1) Bedroht sind nicht weniger als die Nahrungsgrundlagen der Menschheit. Trotzdem liegt das Thema im toten Winkel. Vielleicht, weil es um das geht, was wir auf dem »stillen Örtchen« entsorgen.

Unsere Ausscheidungen enthalten jedoch überlebenswichtige Substanzen, die jede Pflanze und jedes Tier benötigt. Stickstoff ist unabdingbar, um Eiweiß, Hormone und Enzyme zu bilden. Ohne Phosphor gäbe es weder Samen noch Knochen; auch die Weitergabe von Erbinformationen hängt davon ab. WCs und Kanalisation aber haben die Stoffkreisläufe von düngen, ernten, essen und ausscheiden unterbrochen. Möglich wurde das nur, weil Chemiefabriken die Landwirtschaft mit Kunstdünger beliefern. Höchste Zeit, die Zusammenhänge zu beleuchten - und bereits entwickelte Alternativen.

Egal ob Salat, Brokkoli, Steak oder Schokoladenpudding aus der Tüte: So gut wie jedes Lebensmittel enthält Stickstoff und Phosphor. Nach der Passage durch unsere Körper landen diese Nährstoffe im Klo und mischen sich in der Kanalisation mit Industrieabwässern, Mikroplastik aus Reifenabrieb und anderem Dreck. Nach vielen Kilometern durch die teuerste Infrastruktur in deutschem Boden erreichen sie eine Kläranlage. Hier versuchen die Betreiber, die vielen Stoffe wieder aus dem Wasser herauszuholen, um es anschließend gefahrlos in Flüsse einleiten zu können. Stickstoff und Phosphor verursachen dabei den größten Aufwand. In der biologischen Klärstufe eliminieren Bakterien in einer Art Whirlpool die beiden Nährstoffe. Das verbraucht immens viel Strom und führt im Endeffekt dazu, dass der Stickstoff in die Luft entweicht und der Phosphor mithilfe von Metallspänen in den Klärschlamm verfrachtet wird. Weil der Modder allerdings auch Schwermetalle und Mikroplastik enthält, darf er kaum noch auf ein Feld, sondern wird zum Großteil verbrannt. Die Nährstoffe, die mit den Ernten vom Land in die Stadt gekommen sind, kehren also nicht mehr dorthin zurück.

Möglich wurde ein solcher Umgang mit unseren Hinterlassenschaften nur, weil Fabriken seit Jahrzehnten Kunstdünger herstellen. Doch die Produktion von Stickstoff ist extrem energieintensiv und hat zusammen mit der Massentierhaltung dazu geführt, dass es heute doppelt so viel Stickstoff gibt wie vor hundert Jahren. Wiesen,

Wälder und Flüsse sind überdüngt, viele Tier- und Pflanzenarten deswegen bereits ausgestorben. Auch Grundwasserbrunnen mussten geschlossen werden. Dagegen hat die EU Phosphor inzwischen auf die Liste der kritischen Rohstoffe gesetzt, weil sie extreme Versorgungsengpässe befürchtet. China und die USA horten den Stoff. Ein Großteil der bergbaulich gewonnenen Mineralien, die auf deutschen Feldern landen, stammen aus der von Marokko besetzten Westsahara. Damit verbunden sind Menschenrechtsverstöße und Umweltschäden. Um Abhängigkeiten vom Weltmarkt zu reduzieren, müssen deutsche Kläranlagen bald Phosphor zurückgewinnen. Der Konzern Remondis hat sich dafür in die Pole-Position manövriert und preist Monoverbrennung von Klärschlamm als Lösung an. Das Verfahren benötigt viel Energie und Chemikalien, belastet das Klima und wird die Abwassergebühren weiter in die Höhe treiben.

Trinkwasser zum Transport von Fäkalien

Darüber hinaus gibt es ein weiteres drängendes Problem. Täglich rauschen pro menschlichen Po etwa 35 Liter unseres wichtigsten Lebensmittels – Trinkwasser – durch die Kloschüssel. Gegen den Durst und zum Kochen benötigt ein Mensch dagegen nur etwa zwei Liter. Auch in Deutschland sind die Zeiten vorbei, in denen man sich keine Gedanken über die Wasserversorgung machen musste. Durch die vier Dürresommer seit 2018 sind bereits 500.000 Hektar Wald abgestorben. Vor allem im Osten des Landes sinken vielerorts die Grundwasserspiegel und die Probleme der landwirtschaftlichen Betriebe nehmen zu. Anstatt jedoch zu überlegen, wie wir Wasser sparen oder mehrfach nutzen könnten, prüfen Verwaltungen gegenwärtig, Berlin künftig mit entsalztem Wasser aus der Ostsee zu versorgen oder die Elbe dafür anzuzapfen. Wieder soll eine teure und sehr energiefressende Technik die Lösung bringen. Das WC infrage zu stellen, erscheint undenkbar: Schließlich hat es den Nimbus, eine der herausragenden Errungenschaften der Moderne zu sein.

Auf Dauer aber kann es so nicht weitergehen. Wir haben mit Wasserklosett, Kanalisation und Kunstdünger einen Pfad eingeschlagen, der ein immer größeres Knäuel von Problemen erzeugt. Humusgehalt und die Vielfalt der Mikroorganismen in den Böden schwinden und damit auch ihre natürliche Fruchtbarkeit und Wasserhaltefähigkeit – und dass in Zeiten, in denen durch den Klimawandel Dürren und Überschwemmungen zunehmen. Damit auf den Feldern weiter etwas wächst, kommt Kunstdünger zum Einsatz. Sowohl die Produktion von Stickstoff als auch seine Elimination in Kläranlagen benötigt extrem viel Strom. Darüber hinaus schädigen Medikamentenreste aus dem Abwasser Ökosysteme weltweit. Zudem ist Mikroplastik über die Nahrungskette längst wieder bei uns angekommen. Die Liste ließe sich fortsetzen, denn Klimaerwärmung, Wasserprobleme, die gestörten Stickstoff- und Phosphorkreisläufe und Artensterben sind eng miteinander verbunden und schaukeln sich gegenseitig hoch.

Die gute Nachricht: Auch Lösungen können sich gegenseitig verstärken, wenn sie sich nicht auf einen Punkt konzentrieren, sondern die Sache systemisch angehen. Und tatsächlich sind längst Menschen am Werk, die an einer kombinierten Sanitär- und Nährstoffwende arbeiten. Noch befindet sich die Bewegung unter dem Radar der öffentlichen Wahrnehmung.

Vielfältige Lösungen in der Mache

Pionier*innen bauen Trockentrennklos, betreiben sie auf Festivals und im öffentlichen Raum, andere forschen zur Vererdung von Fäkalien und deren Düngekraft. Sie tüfteln an vernetzten Lösungen, formulieren Gesetzesvorschläge und entwickeln Systeme, die auch in großen Wohnanlagen und Siedlungen funktionieren. Das gerade erschienene Buch „Holy Shit – der Wert unserer Hinterlassenschaften" (2) fasst nicht nur die aktuellen Probleme zusammen, sondern stellt auch zahlreiche Menschen, Projekte und Betriebe vor, die an den grundlegenden Veränderungen arbeiten. Parallelen zur Anfangszeit der Erneuerbaren-Energien-Bewegung vor über 30 Jahren sind augenfällig: Genau wie Sonne und Wind sind auch Urin und Kot dezentral und kostenlos verfügbar. Es gilt sie einzusammeln, hygienisch aufzubereiten und zurück in den Kreislauf zu bringen.

Die Abwasseringenieurin Tove Larsen errechnete schon vor Jahrzehnten, dass Kläranlagen zwei Drittel kleiner ausfallen könnten, wenn der Urin gleich in der Toilette ausgeschleust würde. Schließlich sind es unsere flüssigen Ausscheidungen, die den Großteil des Stickstoffs und Phosphors in die Kanalisation eintragen. Der Gedanke, dass sich daraus auch ein guter Dünger herstellen lässt, kam ihr erst durch Gespräche mit anderen Fachleuten.

Seit über 25 Jahren forscht das in der Schweiz für Wasser und Abwasser zuständige Institut Eawag nun schon an Urinseparierung und -aufbereitung. Inzwischen hat die renommierte Sanitärfirma Laufen eine Toilettenschüssel auf den Markt gebracht, die äußerlich kaum von einem WC zu unterscheiden ist. Sie leitet den Urin vorne mithilfe des sogenannten Teekanneneffekts unverdünnt ab. Im Keller der Eawag stellt eine kleine Firma daraus den Urindünger Aurin her. Ein Membranfilter sorgt dafür, dass Medikamentenreste eliminiert werden – eine Technik, die demnächst auch in Kläranlagen zum Einsatz kommen soll, wegen der dort anfallendenWassermengen aber riesiege Dimensionen haben muss und entsprechend teuer ist. In der Schweiz darf Aurin verkauft werden, hierzulande bisher hingegen nicht: Menschliche Ausscheidungen stehen im deutschen Düngerrecht noch nicht auf der Liste der erlaubten Ausgangsstoffe.

Ziel der Eawag ist es, Lösungen im großen Maßstab zu entwickeln. Die notwendigen Techniken existieren, einige neue Siedlungen werden bereits damit ausgestattet. Gegenwärtig läuft ein Forschungsprojekt mit der indischen Metropole Bangalore, wo es bereits einen lebhaften Handel mit recyceltem Wasser gibt.

Im brandenburgischen Eberswalde verarbeitet Florian Augustin mit seiner Firma Finizio den Kot von Festivalbesucher*innen zu humusreicher Erde. Zunächst werden die Exkremente in einem Stahlcontainer bei 75 Grad Clesius eine Woche lang durch natürliche Prozesse hygienisiert, anschließend acht Wochen lang zusammen mit Stroh und anderen Zuschlagstoffen kompostiert. Im Rahmen eines Forschungsprojekts landet das Substrat anschließend auf einem

Getreideacker. Alles spricht dafür, dass sich der ausgelaugte Boden in Kombination mit Urindünger auf diese Weise regenerieren lässt. Am Forschungsprojekt beteiligt ist auch Ariane Krause, die in Tansania den Nährstoffkreislauf zwischen Essen, Ausscheiden und Düngen vollständig schließen konnte. Sie nutzte alle Pflanzen- und Küchenabfälle sowie die in einem Ofen hygienisierten menschlichen Exkremente, verarbeitet sie zum Teil zu Biokohle und konnte die Ernte im ersten Jahr vervierfachen. Das System schließt die Stickstoff- und Phosphorkreisläufe, belebt den Boden und ist in der Lage, die Erträge dauerhaft hoch zu halten.

Sanitär- und Nährstoffwende gehören zusammen

Noch aber stabilisieren die gegenwärtigen Infrastrukturen, wirtschaftlichen Interessen, Studien- und Ausbildungsgänge, Gesetze und Kontrollinstanzen das Hergebrachte. Sie wirken gemeinsam wie ein Fundament aus Beton für den einmal eingeschlagenen Entwicklungspfad, der mit der Zeit immer breiter geworden ist. Ohne Zweifel wird eine Sanitär- und Nährstoffwende noch schwieriger als der Umbau im Energiebereich, weil auch noch das gesellschaftliche Tabu zu überwinden ist. Doch längerfristig führt kein Weg daran vorbei. Schließlich geht es um nichts weniger als der Erhalt der menschlichen Nahrungsgrundlagen. Deshalb müssen wir als Erstes anfangen zu reden – über Urin und Scheiße. (3)

Quellen

(1) www.pik-potsdam.de/de/produkte/infothek/planetare-grenzen/planetare-grenzen

(2) https://holyshit-dasbuch.de/

(3) https://holyshit-derfilm.de/

Zur Autorin

Annette Jensen studierte Politikwissenschaften und Germanistik. Sie ist Journalistin, Autorin des Buchs „Holy Shit" und eine der Sprecher*innen des Ernährungsrates Berlin.

Kontakt

Annette Jensen
Journalistenbüro
E-Mail annette.jensen@t-online.de

Bürger*innen-Räte im Bereich Ernährungspolitik

Beteiligungsprozesse als Konsensmanufaktur?

Von Anne Klatt, Lea Kliem und Alexander Schrode

Ohne eine deutliche Veränderung in unseren Kühlschränken und Vorratskammern sowie der Art und Weise, wie die Lebensmittel produziert werden, wird's nicht gehen – schon gar nicht, wenn weltweit immer mehr Menschen so leben und ressourcenschwer essen wollen wie wir im Globalen Norden. Die Wissenschaft hat in den letzten Jahren eine Fülle an Messungen, Berechnungen und Projektionen vorgelegt, die zeigen, dass das Ernährungssystem maßgeblich zur Überschreitung der planetaren Belastungsgrenzen beiträgt und dass ohne dessen Transformation existenzsichernde politische Vorhaben, wie das Aufhalten des Artenverlusts und das Einhalten der Pariser Klimaziele, nicht zu schaffen sind.

Ein entscheidender Faktor für die Möglichkeit, alle Menschen weltweit im Rahmen der planetaren Belastungsgrenzen zu ernähren, ist es, den Anteil tierischer Lebensmittel (insb. Fleisch, Käse und Butter) zu reduzieren. Sich überwiegend von Obst und Gemüse, Vollkorngetreide, Hülsenfrüchten sowie Nüssen und pflanzlichen Ölen zu ernähren, empfiehlt auch die Deutsche Gesellschaft für Ernährung (DGE). Sie bezieht in die Herleitung ihrer Empfehlungen mittlerweile auch Umweltwirkungen mit ein. Die im März 2024 veröffentlichten Empfehlungen beinhalten folgerichtig eine Halbierung der Fleischmenge, die maximal verzehrt werden sollte, und eine Portion Milchprodukte weniger im Vergleich zu den vorherigen Empfehlungen. Die neuen DGE-Empfehlungen decken sich nun in den meisten wesentlichen Punkten mit der Ernährungsweise, die die EAT-Lancet-Kommission 2019 als sogenannte Planetary Health Diet erarbeitet hat (vgl. S. 16).

Das Ziel ist aus umwelt- und gesundheitswissenschaftlicher Sicht somit abgesteckt und damit auch das notwendige politische Ambitionsniveau geklärt. Auch die Mitteilungen der Bundesanstalt für Landwirtschaft und Ernährung zum langjährigen Tiefstand des Fleischverzehrs und zum Rückgang des Verzehrs an Milchprodukten stimmen vorsichtig optimistisch. 2018 waren es noch 60,9 Kilogramm (kg) Fleisch, die pro Kopf jährlich verzehrt wurden; 2023 sind es mit 51,6 kg fast zehn kg weniger. Legt man die Zielwerte von DGE und Planetary Health Diet zugrunde, sollten es allerdings nur maximal 15,7 kg Fleisch pro Kopf und Jahr sein.

Die Richtung stimmt zwar, aber es bedarf noch einer erheblichen Beschleunigung dieser Entwicklung, um rechtzeitig ans Ziel zu kommen. In den letzten Jahren ist hierfür der Begriff „Ernährungsumgebungen" in den wissenschaftlichen Diskurs gekommen. Das Konzept ist eine Antwort auf die

Erkenntnis, dass äußere Umstände maßgeblich beeinflussen, was, wo und wie viel gegessen wird.
Die Existenz von Ernährungsumgebungen ist keine politische Entscheidung – von wem und nach welchen Zielsetzungen sie (mit)gestaltet werden, dagegen schon. Vorschläge aus der Politik, demokratisch zu beschließen, die Ernährungsumgebungen so auszurichten, dass sie dem Ziel gesünderer und umweltschonenderer Ernährungsmuster dienen, generieren relativ vorhersagbar empörte Reaktionen einiger Verbände und parteipolitischer Akteure. Schnell ist von „Bevormundung", „Umerziehung" oder gar ein Schritt in Richtung „Ernährungsdiktat" die Rede.

Bevölkerung systematisch beteiligen

Doch wie sehen das eigentlich die Bürger*innen selbst? Ein Weg, das herauszufinden, sind Beteiligungsprozesse. Große Bekanntheit hat der 2023/2024 durchgeführte „Bürgerrat Ernährung im Wandel: Zwischen Privatangelegenheit und staatlichen Aufgaben" des Deutschen Bundestages erlangt. Doch bereits der „Bürgerrat Klima" (2021) und der „Bürger*innen-Dialog Nachhaltige Ernährung" (2022/23) ermöglichten es Bürger*innen, sich direkt Gehör zu verschaffen. (1)
In allen drei Prozessen erarbeiteten Bürger*innen, die per Zufallsauswahl aus dem gesamten Bundesgebiet ausgewählt wurden, mit Unterstützung von Expert*innen politische Handlungsempfehlungen. Der „Bürgerrat Klima" bearbeitete neben dem Handlungsfeld Ernährung weitere klimapolitische Handlungsfelder. (2) Der „Bürger*innen-Dialog Nachhaltige Ernährung" fokussierte auf die Unterstützung pflanzenbasierter Ernährungsweisen. Neben Präsenz- und Online-Treffen wurden in diesen Prozess innovative Elemente integriert, zum Beispiel eine Erprobung einzelner Maßnahmen durch die Teilnehmenden und eine aufsuchende Beteiligung.
Die Ergebnisse des Dialogs sind auch in die Erarbeitung der Ernährungsstrategie eingeflossen. (3) Der vom Bundestag initiierte „Bürgerrat Ernährung" erarbeitete in Präsenz- und Online-Treffen Empfehlungen, die im Februar 2024 an die Mitglieder des Bundestages übergeben wurden. (4)
Trotz der unterschiedlichen Ausrichtung der drei Prozesse zeigen sich in den Empfehlungen starke Überschneidungen, insbesondere bei drei Maßnahmen:

1) Alle drei Empfehlungen betonen, dass das Angebot an gesunden und nachhaltigen Mahlzeiten in öffentlichen Einrichtungen wie Schulen, Krankenhäusern und Kantinen verbessert werden soll, indem die Qualitätsstandards der DGE flächendeckend zur Pflicht werden sollen. Diese sehen beispielsweise für Betriebs- und Hochschulkantinen maximal zwei Mal Fleisch pro Woche vor.
2) Die Förderung nachhaltiger Ernährungsmuster durch eine gezielte finanzielle oder steuerpolitische Unterstützung. Im Fokus stehen dabei Ansätze wie die Anpassung von Mehrwertsteuersätzen oder die Einführung von »wahren Preisen« für Lebensmittel, die auch die Folgekosten für das Gesundheitssystem und die Umwelt berücksichtigen.
3) Die Einführung eines Umwelt- und Gesundheitslabels für Lebensmittel.

Diese drei Konstanten in den Empfehlungen der Bürger*innen stehen weitgehend im Einklang mit wissenschaftlicher Politikberatung. Insbesondere die Förderung des Angebots pflanzenbasierter Mahlzeiten in der Gemeinschaftsverpflegung wird von Gremien, wie dem Wissenschaftlichen Beirat für Agrarpolitik, Ernährung und Verbraucherschutz, dem Sachverständigenrat für Umweltfragen und dem Stakeholdergremium Zukunftskommission Landwirtschaft schon länger als entscheidender Hebel betrachtet. Es wurde auch in der kürzlich veröffentlichten Ernährungsstrategie der Bundesregierung aufgegriffen.

Auch das Setzen von finanziellen Anreizen durch die Anpassung von Mehrwertsteuersätzen oder die Einführung von wahren Preisen werden im wissenschaftlichen Kontext als wichtige Maßnahmen zur Lenkung des Konsumverhaltens diskutiert. Die Gremien betonen zudem oft die Notwendigkeit sozialer Ausgleichsmaßnahmen, um negative Auswirkungen auf sozial benachteiligte Bevölkerungsgruppen zu mindern. Die Wirksamkeit der Einführung eines Umwelt- und Gesundheitslabels für Lebensmittel wird von Expert*innen zwar kontroverser diskutiert als andere Maßnahmen, dennoch häufig als unterstützende Maßnahme empfohlen, insbesondere in Kombination mit Informationskampagnen.

Lessons learned

Was zeigen die Ergebnisse der verschiedenen Beteiligungsprozesse? Erstens, dass eine aktive Ernährungspolitik zugunsten gesünderer und nachhaltiger Ernährungsmuster kein Projekt »grüner Paternalist*innen« ist, sondern von Bürger*innen selbst eingefordert wird. Behauptungen, wonach sie eine unerwünschte Einmischung in Privatangelegenheiten sei, können damit als widerlegt gelten. Die Politik hat vielmehr einen klaren Handlungsauftrag aus Wissenschaft, Stakeholder-Kommissionen und Bürger*innen-Räten, zumindest für diejenigen Maßnahmen, die von diesen drei Pfeilern der politischen Legitimation empfohlen werden. Die Bürger*innen-Räte zeigen, dass Bürger*innen sehr gut in der Lage sind, sich in kurzer Zeit in die relevanten Facetten des Themas Ernährung einzuarbeiten und durch die Diskussionen eine »staatsbürgerliche Perspektive« einzunehmen. Das ist politisch ein wichtiges Qualitätsmerkmal gegenüber Befragungen von Individuen und verdient dementsprechend einen angemessenen Umgang. Unseres Erachtens wäre es zum Beispiel sinnvoll, wenn die Parteien zu jedem einzelnen Vorschlag des vom Bundestag eingesetzten Bürger*innenrats schriftlich Stellung nehmen müssten.

Zweitens eine Debattenkultur. Da wir die Diskussionen beim Bürger*innen-Dialog des Umweltministeriums unmittelbar begleitet haben, konnten wir persönlich erleben, wie konsensorientiert und respektvoll auch schwierige Debatten geführt wurden. Diese Debattenkultur verblüfft angenehm, wenn man die überwiegend angreifende, polarisierende und dissenssuchende Rhetorik in vielen politischen und medialen Diskursen gewohnt ist. Es ist zu wünschen, dass diese Gesprächskultur Schule macht und populistischen Tendenzen entgegenwirkt, denn transformationsorientierte Politik braucht lagerübergreifende Lösungsorientierung und Kompromissfähigkeit.

Drittens, dass Beteiligung so barrierearm wie möglich designt sein sollte. In solchen Verfahren gelingt es zwar, eine in wichtigen demografischen Merkmalen wie Alter, Geschlecht und Größe des Wohnorts repräsentative Zusammensetzung der teilnehmenden Bürger*innen zu erzielen. Dennoch gibt es bestimmte Gruppen, die aus unterschiedlichen Gründen notorisch schwer zu erreichen sind und deren Stimme in solchen Prozessen oft fehlt.

Aufsuchende Beteiligung

Ein Ansatz zur Abmilderung dieses Mankos, der sich in unserem Prozess bewährt hat, ist die sogenannte Aufsuchende Beteiligung. Anstatt zu erwarten, dass die Personen quer durch Deutschland zu einem ihnen unbekannten Format kommen, um sich dort am Diskurs zu beteiligen, findet Aufsuchende Beteiligung an Orten statt, an denen sich schwer erreichbare Gruppen ohnehin aufhalten und verschiedene Hürden wie etwa fehlende Sprachkenntnisse, zu wenig Zeit oder Mut kaum noch existieren. Letztlich können solche Formate für die Teilnehmenden transformativ sein. Uns berichteten mehrere Teilnehmer*innen davon, wie sehr diese durchdiskutierten Wochenenden sie zum Umdenken und nachhaltigerem Ernährungsverhalten gebracht haben. Ein Effekt, der vermutlich ausgeblieben wäre, wenn allzu viel Kulturkampf herbeigeredet worden wäre.

Anmerkung

(1) Die Autor*innen waren an der Ausgestaltung und Umsetzung des Beteiligungsprozesses im Auftrag des Bundesumweltministeriums beteiligt.

Quellen

(2) https://buergerrat-klima.de/
(3) www.bmuv.de/buergerservice/beteiligung/buergerinnen-und-buergerdialog-nachhaltige-ernaehrung
(4) www.bundestag.de/buergerrat_ernaehrung

Zu den Autor*innen

Anne Klatt ist wiss. Mitarbeiterin im UBA, wobei der Artikel ihre persönliche Meinung enthält, die nicht zwingend der Auffassung des UBA entspricht.
Lea Kliem ist wiss. Mitarbeiterin am IÖW und geschäftsführende Vorständin vom Berliner Ernährungsrat.
Alexander Schrode ist geschäftsführender Vorstand von NAHhaft, einer gemeinnützigen Organisation, die sich durch Forschung, Beratung und Bildung für nachhaltige Ernährungssysteme einsetzt.

Kontakt

Anne Klatt
Umweltbundesamt (UBA)
E-Mail anne.klatt@uba.de

Dr. Lea Kliem
Institut für ökologische Wirtschaftsforschung (IÖW)
E-Mail Lea.kliem@ioew.de

Alexander Schrode
NAHhaft e. V.
E-Mail alexander.schrode@nahhaft.de

Stand der sozial-ökologischen Transformation

Am Ende des Wachstumszeitalters

Von Rudi Kurz

Die sozial-ökologische Transformation ist ins Stocken geraten. Was einmal als Große Transformation (1) konzipiert worden ist und auch noch in der Startphase der Ampel-Koalition wichtig war, hat heute kaum noch eine Durchsetzungschance. Zu viele neue und gravierende Herausforderungen sind hinzugekommen und verdrängen sowohl ökologische als auch soziale Zielsetzungen. Eine entscheidende Rolle im radikal veränderten sozio-ökonomischen und geopolitischen Umfeld spielen Wachstumsschwäche und Krieg. Wenn das Bruttosozialprodukt (BIP) real nicht mehr wächst, die Aufgaben und Ausgaben aber zunehmen, kommt es zur Verschärfung von Verteilungskonflikten. Dabei werden Nachhaltigkeitsziele zu einem Teil der Verhandlungsmasse: Kompromisse zulasten Dritter drohen, insbesondere zukünftiger Generationen, die nicht mit an den Verhandlungstischen sitzen. Diese Dynamik läuft nahezu unaufhaltsam ab. Trotzdem lässt sich gegensteuern, damit die wirtschaftliche Entwicklung nicht zum entscheidenden Bremsklotz der Transformation wird – oder wie Bill Clinton einst formulierte: „It's the economy, stupid!".

Nach einer »goldenen Wachstumsdekade« bis 2019 hat sich die deutsche Wirtschaft nicht mehr erholt. Das BIP erreicht wohl erst 2025 wieder das Vor-Corona-Niveau. Die Diagnose lautet „Wachstumsschwäche", an der laut *Economist* Deutschland als „sick man of Europe" (kranker Mann Europas) leide. Und es gibt wenig Hoffnung, dass sich daran in den nächsten Jahren viel ändern wird. Die Transformation wird sich also in einer Wirtschaft vollziehen, die kaum noch wachsen, eventuell sogar schrumpfen wird. So lautet auch die Diagnose, die sowohl der Sachverständigenrat zur Begutachtung der gesamtwirtschaftlichen Entwicklung als auch das Bundesfinanzministerium teilen: Die Wachstumsrate in Deutschland wird in den nächsten Jahrzehnten (bis 2070) nicht mehr über ein Prozent pro Jahr ansteigen, eher bei 0,5 Prozent pro Jahr liegen – und es sind Szenarien denkbar, in denen es zu anhaltender Schrumpfung des BIP kommt. (2) Wenn

Nachhaltigkeit – der Begriff hat in den Medien Konjunktur. Häufig bleibt die Berichterstattung jedoch an der Problemoberfläche. Nachhaltigkeit ist beim größten deutschen Umweltverband, der zwei große Studien über ein zukunftsfähiges Deutschland initiiert hat, und der *politischen ökologie* seit vielen Jahren gut aufgehoben. Deshalb suchen sie die Zusammenarbeit: In jeder Ausgabe gibt es an dieser Stelle einen Hintergrundbeitrag von einem oder einer BUND-Autor*in.

Bund für Umwelt und Naturschutz Deutschland
BUND
FRIENDS OF THE EARTH GERMANY

gleichzeitig immer mehr (Transformations-, Rüstungs-, Umverteilungs-)Aufgaben auf den Staat zukommen, wird die Steuer- und Abgabenquote steigen müssen. Das bedeutet: Mit sehr hoher Wahrscheinlichkeit werden die Nettoeinkommen schrumpfen – und damit das Konsumniveau. Das trifft große Teile der Bevölkerung unvorbereitet und wird auf erheblichen Widerstand stoßen. Der Verlust der Wachstumsperspektive führt zu einem allgemeinen Anstieg des Frust- und Wutpotenzials und verschafft extremistischen Parteien mit simplifizierenden Patentrezepten Zulauf.

Deutschland ist im Krieg. Genauer gesagt in einem Zwei-Fronten-Krieg: Einerseits ist Deutschland massiv in den Ukraine-Krieg verstrickt und übernimmt Milliardenkosten für militärische Ausrüstung und für Flüchtlingshilfe. Zudem ist die Zeit vorbei, in der es möglich war, unter dem US-Schutzschirm eine milliardenschwere Friedensdividende zu konsumieren. Bundeswehr und Rüstungswirtschaft werden zukünftig wieder einen großen Teil der volkswirtschaftlichen Produktionsfaktoren (Facharbeiter*innen, Kapital, Ressourcen) binden, die dem Wachstum ziviler Produktion entzogen werden.

Die zweite Front ist »nur« ein Wirtschaftskrieg: der gegen China. Bislang halten sich die Kosten dieses Krieges in überschaubaren Grenzen. Zwar werden die Risikobewertungen angepasst und allenthalben ist von Risikominimierung (De-Risking) und Entkoppelung die Rede. Aber sowohl Auto- als auch Chemieindustrie tätigen weiter Milliardeninvestitionen in China. Daher ist bislang nur ein kleiner Teil der sogenannten Globalisierungsdividende verloren gegangen, von der das deutsche Wirtschaftsmodell und unsere imperiale Lebensweise in besonderem Maße abhängig sind. (3) Das verstärkte Streben nach Wirtschaftssicherheit (Souveränität), der Schutz der heimischen und europäischen Industrie, neue Lieferketten und Rohstoffquellen (Diversifizierung) wird aber zu Kostensteigerungen führen, die bei den Konsument*innen ankommen. Die Abhängigkeit der deutschen Wirtschaft von China hat Dimensionen angenommen, die eine Abkoppelung praktisch unmöglich machen. Das ökonomische Gefahrenpotenzial ist jedenfalls deutlich höher als im Ukraine-Krieg.

Demokratiegefährdung durch mehr Verteilungskonflikte

In allen gesellschaftlichen Gruppen und Schichten wird der Rückgang der Einkommen Widerstand auslösen und die Suche nach Opfern anregen. Die alten, tradierten Verteilungskonflikte sind ungelöst und haben nichts an Brisanz verloren: Der Konflikt der Tarifparteien um Löhne, Arbeitsbedingungen und Gewinne. Die Bekämpfung von Armut und Absicherung gegen die fundamentalen Lebensrisiken. Die Verteilung zwischen hohen und niedrigen Einkommensschichten – und einer Mittelschicht, die von Abstiegsängsten geplagt ist. Weiterhin versuchen organisierte Interessengruppen, den Staat als Agenten ihrer Verteilungsinteressen zu kapern. Verstärkt in den Fokus rückt die Vermögensverteilung, sowohl unter fiskalischen als auch unter Gerechtigkeitsaspekten.

Jenseits dieser Dimensionen des Verteilungskampfes, bringen zwei weitere eine entscheidende Verschärfung: Zum einen die Nachhaltigkeitsperspektive, die die Ansprüche zukünftiger Generationen thematisiert und geltend macht. Zum anderen die Länder des Globalen Südens, die ihre Rolle als Ressourcenlieferanten nicht mehr weiterspielen wollen, sondern Kompensationsforderungen stellen. Eine Verweigerungshaltung ist reichen Nationen wie Deutschland und ihren Bürger*innen aus Gründen der moralischen Integrität, aber auch aus dem pragmatischen Grund der Eindämmung von Fluchtbewegungen nicht möglich. Es werden also in weit größerem Ausmaß als bisher Teile »unseres« Einkommens abfließen. In der Großen Transformation wachsen dem „gestaltenden Staat" (1) zudem neue Aufgaben zu; das gilt heute umso mehr angesichts der Polykrisen. Allerdings wächst mit den Anforderungen nicht automatisch auch die Leistungsfähigkeit. Diese hat eher abgenommen und geht unter in zunehmender Regelungsdichte, Bürokratisierung und Risikoaversion. Das Ergebnis ist dann eine Überforderung in allen Bereichen (Staatsversagen). Wenn sich Politiker*innen allzu bereitwillig als Macher*innen darstellen und sich eine allgemeine Rettungsmentalität verbreitet, dann leistet das dem Scheitern Vorschub – und damit all jenen, die darin eine Systemschwäche sehen (Demokratieversagen). Daher ist es wichtig, die Große Transformation weiterhin als eine gesamtgesellschaftliche Aufgabe zu begreifen.

Was dennoch getan werden muss

Angesichts der akuten Bedrohungen verlieren weiter entfernt liegende, abstrakte Gefahren (relativ) an Bedeutung. Daher kommt es auf gutes Krisenmanagement mit Langfristorientierung an. Vor allem gilt es, falsche Weichenstellungen zu verhindern. Ein Beispiel dafür war die geplante Subventionierung des Industriestrompreises. Ein Weiteres ist die „Carbon-Management-Strategie" des Bundeswirtschaftsministeriums, die den Weg für die Abscheidung und Speicherung von Kohlenstoff (Carbon Capture and Storage, CCS) bereitet.

Außerdem müssen zumindest kleine Erfolge gelingen wie die – weitgehend konsensfähige – Einführung des Klimageldes und die Kürzung von (umweltschädlichen) Subventionen. Gleichzeitig muss programmatisch an der längerfristigen Umorientierung weitergearbeitet werden:

- *Technofix:* Technologien bleiben wichtiger Teil der Transformation. Es darf aber nicht weiter die Illusion genährt werden, eine »schmerzfreie« Transformation sei möglich, indem zum Beispiel einfach der Verbrenner- durch den Elektromotor ersetzt wird. Das führt zu Problemverlagerungen und -verschärfungen aller Art. Daher wird es auf gesellschaftliche Innovationen (Wohlstandsmodelle, Lebensstile, Institutionen) ankommen.
- *Narrativ:* Gelungen ist die Transformation erst dann, wenn auch eine neues Gesellschaftsmodell gefunden ist, das als Vision oder Narrativ gemeinschaftsfördernd wirkt (z. B. „Postwachstumsgesellschaft"). Dazu muss weiterhin wissenschaftlich geforscht und mit praktischen Projekten erkundet werden.
- *Demokratie:* Nachhaltigkeitsziele kann es nur in einer demokratischen Gesellschaft geben. Daher ist die Verteidigung der Demokratie gegen ihre Feinde integraler Teil der Nachhaltigkeitspolitik.
- *Frieden:* Ohne Frieden ist nachhaltige Entwicklung nicht vorstellbar und wird

auch in der praktischen Umsetzung keine Priorität haben. Dafür ist Friedenspolitik jenseits der militärischen Aufrüstung notwendig. Ein überdimensioniertes Wuchern des militärisch-industriellen Komplexes gilt es zu verhindern.

Perspektiven

Das untergehende Wachstumszeitalter in Deutschland trägt einerseits zur Entlastung der Umwelt bei, andererseits facht es Widerstand und Radikalisierung an. Die Kriege verdrängen die sozial-ökologischen Probleme von der politischen Agenda und verschärfen sie zugleich. Daher werden sowohl die individuellen Lernanstrengungen als auch die kollektiven Organisationsleistungen, die uns abgefordert werden, noch zunehmen. Die Große Transformation als simultane Veränderung von Wirtschaftsstruktur, Institutionen und von mentaler Infrastruktur kann als Gesamtkunstwerk gedacht werden. (4) Ein kohärentes Programm und eine systematische Politik dazu gibt es bislang nirgendwo.Es bleiben die pragmatischen Ansätze und die bange Frage: Reicht das für wirksames Umsteuern, für eine signifikante Kurskorrektur?
Eine pragmatische Fokussierung und Priorisierung bedeutet einerseits Abschiednehmen von naivem Fortschrittsglauben, der das Wachstumsversprechen (grün) erneuert und fortschreibt. Es erzeugt andererseits ein Vakuum, weil damit noch keine Vision formuliert ist, die Aufbruchsstimmung erzeugen könnte. Unausweichlich ist Transformation ein unliebsamer und konfliktreicher individueller und gesellschaftlicher Lernprozess, bis Wachstumsunabhängigkeit in ökologischen Grenzen erreicht ist und es gelingt, gesellschaftliche Probleme ohne Wachstum zu lösen. (5)

Quellen

(1) www.wbgu.de/fileadmin/user_upload/wbgu/publikationen/hauptgutachten/hg2011/pdf/wbgu_jg2011.pdf

(2) www.sachverstaendigenrat-wirtschaft.de/fileadmin/dateiablage/gutachten/jg202324/JG202324_Gesamtausgabe.pdf
www.bundesfinanzministerium.de/Content/DE/Downloads/Broschueren_Bestellservice/tragfaehigkeitsbericht-2024.pdf?_blob=publicationFile&v=6

(3) Vgl. https://imperiale-lebensweise.de/

(4) Schneidewind, U. (2018): Die Große Transformation. Eine Einführung in die Kunst gesellschaftlichen Wandels, Frankfurt a. M.

(5) Kurz, R. (2023): Wachstumsunabhängigkeit: Transformation und Wohlstand erneuern – ohne Wachstum. In: Wirtschaftsdienst, 103. Jg., Heft 7, S. 445-449.

Zum Autor

Rudi Kurz ist Volkswirt und lehrte von 1988 bis 2017 Volkswirtschaftslehre an der Hochschule Pforzheim. Ehrenamtlich engagiert er sich seit Langem beim BUND. Er ist Sprecher des Arbeitskreises Wirtschaft und Finanzen.

Kontakt

Prof. Dr. Rudi Kurz
Bund für Umwelt und Naturschutz
Deutschland (BUND) e. V.
E-Mail rudi.kurz@bund.net

Impressum

politische ökologie, Band 177
Planetare Gesundheit
Wie Mensch und Ökosysteme gesunden
Juli 2024
ISSN (Print) 0933-5722, ISSN (Online) 2625-543X,
ISBN (Print) 978-3-98726-083-4, ePDF-ISBN 978-3-98726-321-7
Verlag: oekom - Gesellschaft für ökologische Kommunikation mit beschränkter Haftung, Goethestraße 28, D-80336 München
Fon ++49/(0)89/54 41 84-0, Fax -49
E-Mail oxenfarth@oekom.de
Herausgeber: oekom e. V. - Verein für ökologische Kommunikation, www.oekom-verein.de
Chefredakteur: Jacob Radloff (verantwortlich)
Stellvertr. Chefredakteurin und CvD: Anke Oxenfarth (ao)
Redaktion: Marion Busch (mb)
Schlusskorrektur: Silvia Stammen
Gestaltung: Lone Birger Nielsen
E-Mail nielsen.blueout@gmail.com
Anzeigenleitung/Marketing: Karline Folkendt, oekom GmbH (verantwortlich),
Fon ++49/(0)89/54 41 84-217
E-Mail anzeigen@oekom.de
Bestellung, Aboverwaltung und Vertrieb:
Verlegerdienst München GmbH, Aboservice oekom verlag, Gutenbergstr. 1, D-82205 Gilching
Fon ++49/(0)8105/388-563, Fax -333
E-Mail oekom-abo@verlegerdienst.de
Vertrieb Bahnhofsbuchhandel: DMV Der Medienvertrieb GmbH & Co. KG, Meßberg 1, 20086 Hamburg

LQ6

www.blauer-engel.de/uz195
- ressourcenschonend und umweltfreundlich hergestellt
- emissionsarm gedruckt
- überwiegend aus Altpapier

RECYCLED
Papier aus Recyclingmaterial
FSC www.fsc.org FSC® C109320

Druck: Kern GmbH, In der Kolling 120, 66450 Bexbach.
Gedruckt auf FSC®-zertifiziertem Recyclingpapier.
Bezugsbedingungen: Jahresabonnement Print:
für Institutionen 135,50 €, für Privatpersonen 77,50 €,
für Studierende ermäßigt (gegen Nachweis) 58,00 €.
Print + Digitalabo Institution: 237,00 €, privat: 120,00 €,
ermäßigt (gegen Nachweis): 90,00 €. Alle Preise zzgl. Versandkosten.
Preise gültig ab 01.01.2024. Das Abonnement verlängert sich automatisch, wenn es nicht sechs Wochen vor Ablauf schriftlich gekündigt wird.
Einzelheft: 19,95 € zzgl. Versandkosten. E-Book-Preis: 15,99 €.
Konto: Postbank München,
IBAN DE59 7001 0080 0358 7448 03, BIC PBNKDEFF.

Bildnachweise: Adobe Stock: Titel: New concept & ideas, DOERS, mbarep, top do, Andreas, bearbeitet von Lone B. Nielsen, S. 15 ninamunha, S. 23 gearstd, zuzazuz, S. 45 Kuzmaphoto, Igor Podgorny, S. 73 Iryna Petrenko, S. 121 Eli Berr.

Die Deutsche Nationalbibliothek - CIP-Einheitsaufnahme. Ein Titeleinsatz für diese Publikation ist bei der Deutschen Nationalbibliothek erhältlich.

Vorschau
Klimagerechtigkeit

politische ökologie **(Band 178) – Oktober 2024**

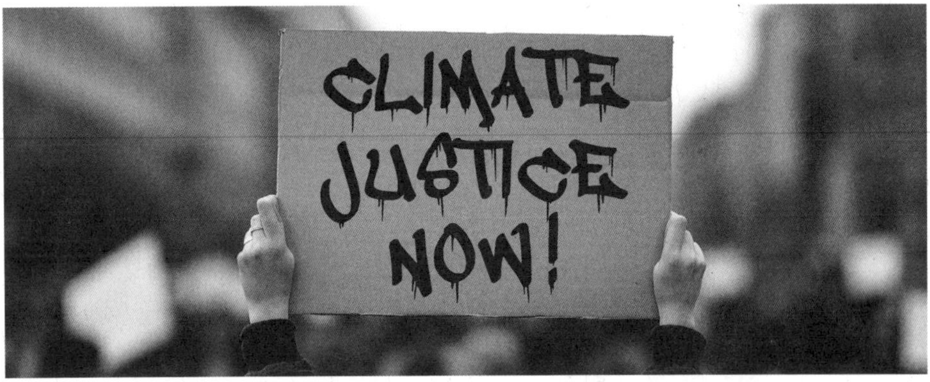

Die Erderhitzung trifft nicht alle gleich. Es gibt eine Diskrepanz zwischen Ländern und Bevölkerungsgruppen, die am meisten zur Klimakrise beigetragen haben, und jenen, die schon heute am stärksten unter ihren Folgen leiden. Industrienationen sind die Hauptverursacher, extreme Wetterereignisse setzen aber vor allem vulnerablen Gruppen in den ärmsten Regionen der Welt zu. Auch die verschiedenen Generationen sind unterschiedlich von den Auswirkungen der Klimakrise betroffen. Der politische und gesellschaftliche Umgang mit dem menschengemachten Klimawandel hängt also eng mit Fragen der Gerechtigkeit zusammen.

Die *politische ökologie* nimmt die asymmetrische Verteilung der Lasten und Chancen der Klimakrise in den Blick und erkundet, wie eine gerechtere Verteilung von Ressourcen und Verantwortlichkeiten aussehen kann und welche Rolle die nationale und internationale Klimapolitik dabei spielt. Der Fokus liegt dabei auf Lösungsansätzen, die soziale und ökologische Gerechtigkeit vereinen können und so zur Verwirklichung einer nachhaltigen und gerechten Transformation beitragen.

Die ***politische ökologie*** (Band 178) erscheint im Oktober 2024 und kostet 19,95 €
Print-ISBN 978-3-98726-119-0, ePDF-ISBN 978-3-98726-379-8